佐藤富雄

脳が悦《よろこ》ぶと人は必ず成功する

「ひらめき脳」が目覚める楽しい習慣術

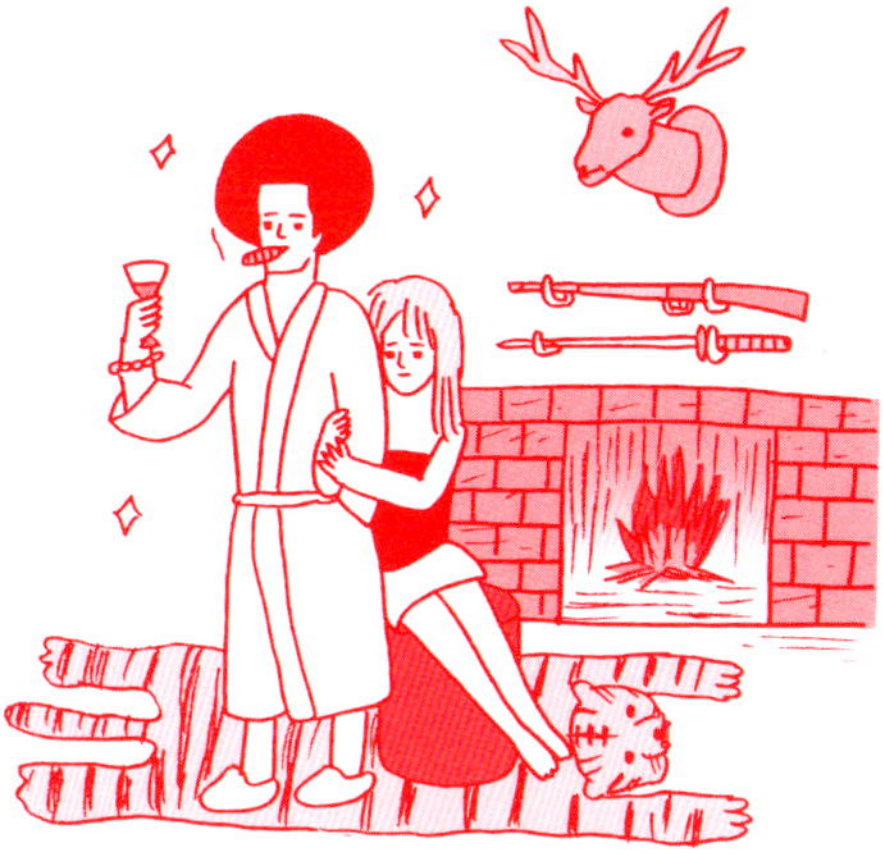

Nanaブックス

ているのです。

実を言うと、わたしにはこの「ひらめき」に関して、ちょっとした自信があります。

なんせ七六歳になった現在でも、わたしには「やりたいこと」がたくさんあります。

今年も新しいプロジェクトをいくつか計画していますし、本の企画も構想段階のものが山ほどあります。その他にも北海道に牧場をつくる構想があったり、数年後には留学することを考えていたり、趣味の分野でサックスフォーンに挑戦するなど、どんどん「やりたいこと」を始めています。

ですから人生は楽しいことだらけなのですが、それもこれも自分の脳が、次から次へと「ワクワクするアイデア」を生み出してくれるからに他なりません。

では、この「ひらめき」とは、一体どんなときに出て来るのでしょうか？ およそ一〇数年前のわたしは、とある企業のマネジャーとして、マーケティング部門を率いる立場にありました。

リーダーとして、当時のわたしは優れたアイデアをガンガン出していたのか？

そうではありません。わたしはただ一つ、マネジャーとして、「部下たちのモチベーションを上げること」に徹していたのです。その方法は本書でも述べていきますが、結果的にはわたしがアイデアを出さなくたって、部下たちが仕事の中でどんどんひらめき、勝手に会社の売上を伸ばして行きました。

そこで考えてほしいのは、そもそも「ひらめき」とは何かということです。

たとえばあなたが「目の前のお客さんに、商品を買ってほしい」と真剣に思っていたら、「ひらめき」とは、それに必要な策をピタッとつくり出すことになります。つまりは「願望を達成する能力」こそ、ひらめきの本質に他ならないのです。

誰の脳にも、「願望を達成する能力」は本来備わっているのです。にもかかわらず「ひらめき」が生まれないというのは、別に頭の回転がよくないとか、思考能力が劣っているということではありません。

むしろ、「脳に願望がきちんと伝っているか」のほうが大きな問題なのです。

ここで重要なのは「モチベーション」です。

モチベーションが何かといったら、科学的には「脳がオピロイド系のホルモンで充満された状態にすること」です。オピロイド系のホルモンとは俗にいう「快楽ホルモン」で、そのとき人は〝期待で胸がときめく〟とか、〝未来のことにワクワクする〟といった状態になります。

そして私たち自身にとって、「胸がときめくような期待」や「ワクワクする感情」を実現し、自分のものにすることは、最も望ましいこと。なぜならそれは、「よりよく生きる」という私たちの生命の根幹となるプログラムに連結するものだからです。よって「ひらめき」は本来自然にうながされるべきものなのです。

おそらく、上手に職場のモチベーションづくりができたから、会社員時代のわたしの部下たちは、勝手にわたしを押し上げてくれるような仕事のアイデアを生み出してくれたのでしょう。

同じように、いままでもわたしのセミナーからは、多くの「うまく行く人」が出ています。別にわたしが大それたアドバイスをしているわけではありません。ただ、皆さんのモチベーターになることに専念しているから、それぞれが思い思いに、自分の選ぶべき道を導き出しているのが本当のところです。

そしてわたし自身も、七六年の人生の中でつくり出してきたのは、「いかに自分のモチベーションを上げるか」という方法論に他なりません。

そのために人間が携えている脳や自律神経系の働きを十分に活用し、常に自分がオピロイド系のホルモンに満たされた「ワクワク状態」になるよう維持してきたつもりです。

その結果、「人生を満たす面白いこと」も「目の前の問題がうまくいくヒント」も、脳が勝手につくり出して、いままで楽しくて仕方がない生活を送ってきているだけなのです。

本書でお話しするのは、そんな「モチベーションが上がりっぱなしで、一人でにアイデアがひらめく」素晴らしい脳のつくり方です。

いままでのわたしの本と同様、「ふだんからの習慣づくり」も述べていきます。ただ、それ以上に本書では、仕事における具体的な方法や考え方、あるいは「いざ問題に対面したときにどう対処するか」といった、より実践的なハウツーを多く紹介していきます。

重要なことは、仕事のことにしろ、あらゆる人生で対面することにしろ、すべてはあなたの脳が解決している問題ということです。

そこに能力の差や、頭の善し悪しなどは関係ありません。自分の脳を使いこなし、「ひらめき」をうながしている人と、そうでない人の違いがあるだけ。前者はあらゆることがうまく行くし、後者は何をやってもうまく行かないという悪循環になります。

でも、安心してください。本書を読み終わるころ、読者の皆さんは、必ず「あらゆることがうまく行く人」になっているはず。

それだけを約束して、はじめの言葉としておきましょう。

佐藤富雄

脳が悦ぶと人は必ず成功する

もくじ

はじめに　00

第1章 混迷する現代を生きる味方はどこにいる？

わたしが確立した「アイデアがどんどん出る魔法の会議」　16
なぜ、皆がアイデアを出すようになったのか？　20
人生を変えてしまう「アイデア」は
誰でも生み出せる！　24
最も原始的な脳のパワーに火をつける　27
大脳優先の思考があるから、何もひらめかない！　30
意外や意外、わたしの成功原動力となったもの　34
ただ「頑張る」では、やる気がなくなってしまう　38
先行きの見えない時代の強力な武器は「ひらめき脳」　42

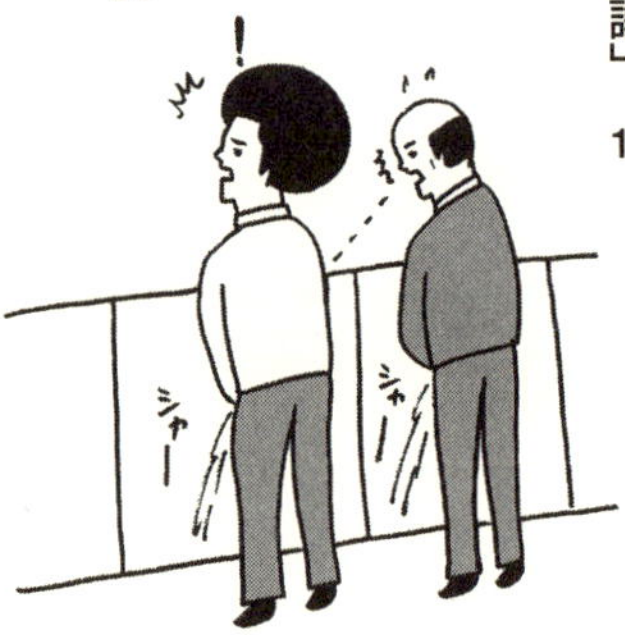

第2章
成功する人はただひらめいているだけ

アイデアは「海馬」から？　48
脳の「自動目的達成装置」の力を使いこなす　51
脳はもともと「ひらめく」ようにできている　54
仕事に恋愛、うまく行っている人の脳に起きていること　57
「ひらめき」にとって最もマイナスになるものとは？　62
未来に対して、常に楽天的なモチベーションを持つ　65
言葉の力で「ひらめき脳」を動かしていく　69
「ひらめき脳」のスイッチを〝入れっぱなし〟にしておくには？　73

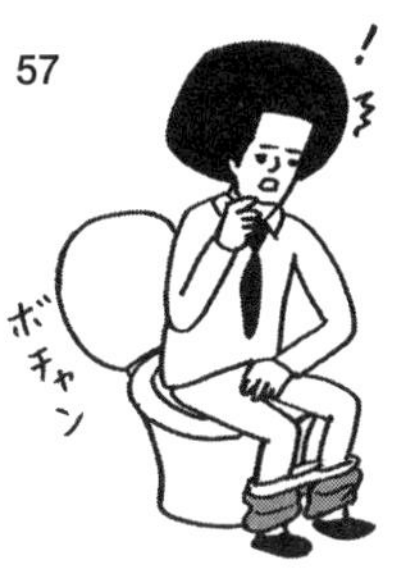

第3章

「ひらめき脳」はこうしてつくる！

〝モチベーション満開状態〟を意図的につくりだすには？　78
わたしたちは「歩き続けた」からこそ、生き残ることができた　81
「歩くほどにアイデアが出る」脳の法則　86
ウォーキングすることで、頭もよくなる　90
楽しく歩かなければ意味はない！　94
脳に「刺激」を与えていますか？　98
〝独房の犯罪者状態〟で、いいアイデアが生まれるわけがない！　101
「非日常」が、画期的なアイデアを生むのはなぜか　105

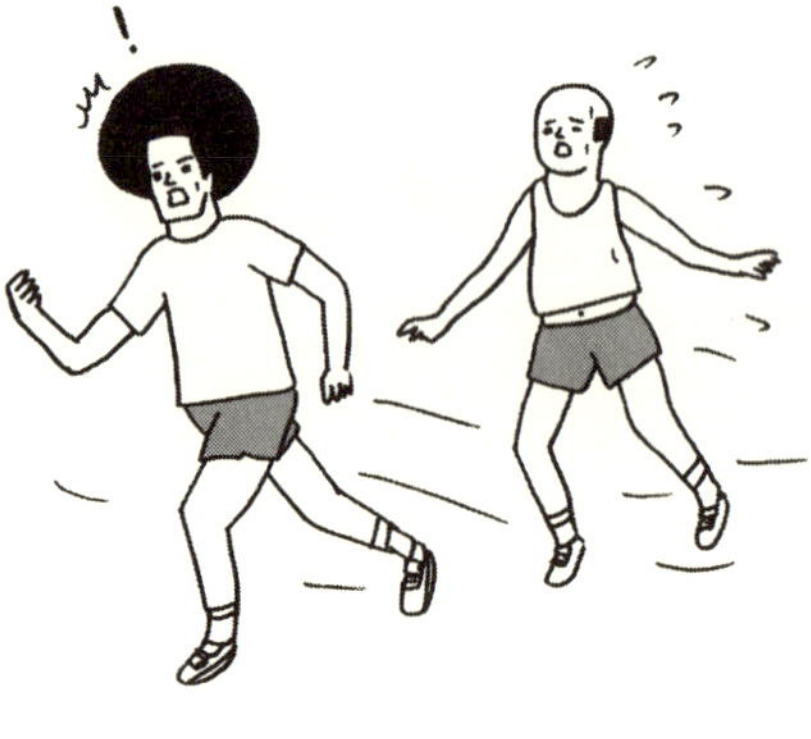

第4章 よりひらめくためにできること

誰だって子どものころは「ひらめき」の達人だった 110
ネオテニーの効果を使いこなす 113
「子どものような気持ち」を持ち続けるとどうなるか？ 116
すべての興味を肯定する 119
「仕事」という言葉に、とらわれていませんか？ 122
生活にもっと「遊び」を取り入れてみる 126
自分自身を成長させる遊びの秘密とは？ 130
一人の時間を楽しむことができるか？ 132

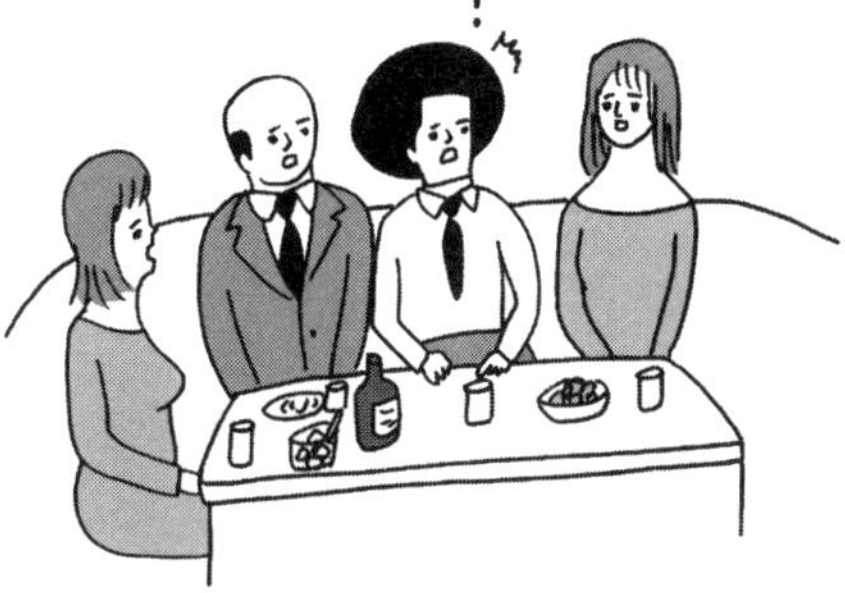

「仕事」と「遊び」に境界線はない 136
わたし自身の頭のなかで起こっていること 139

第5章 「ひらめき脳」が悦び続ける毎日をつくる！

人は、まったくの偶然に何かを「ひらめく」ことはない 144
「ひらめき」は関心のないことからは生まれない 146
アイデアのために、「情報収集」なんて必要ない！ 149
「ひらめき」の土台は、〝いま現在の自分〟にある 153
「いま」を出発点にして未来を描く 158
「現在の自分」を肯定しよう 162

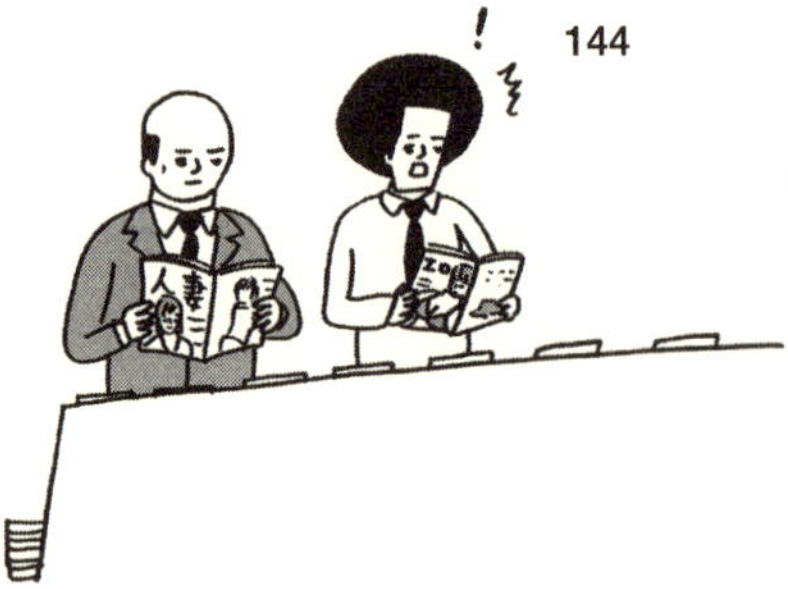

「ひらめき脳」がワクワクする環境を用意しよう 166
仕事に必要なアイデアは、快適さがないと生まれない 170

第6章 お付き合いの中にこそ高次元のひらめきがある

人の力を借りて「ひらめき」を引き出す方法 174
関係が「楽しい」からこそ、アイデアは生まれてくるもの 177
わたしが「人脈の達人」になれた理由 180
おもてなしこそ「ひらめき脳」を鍛える好機 185
他人に対する投資を、出し惜しみしない 188
最高の結果は、謙虚な人に巡るもの 191

「ありがとう」を口ぐせにしてしまう 194
「ひらめき脳」の力を信じきる 199

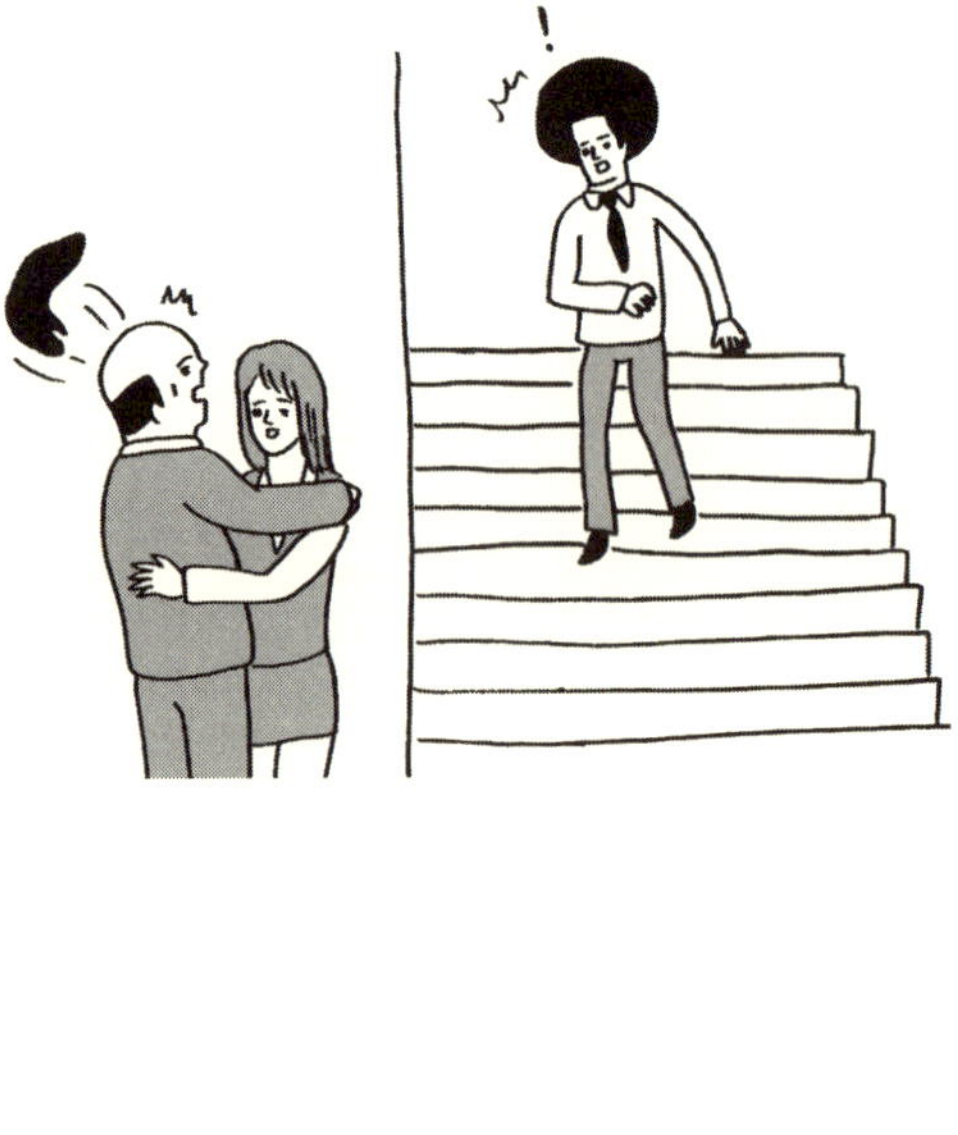

第1章

混迷する現代を生きる味方はどこにいる？

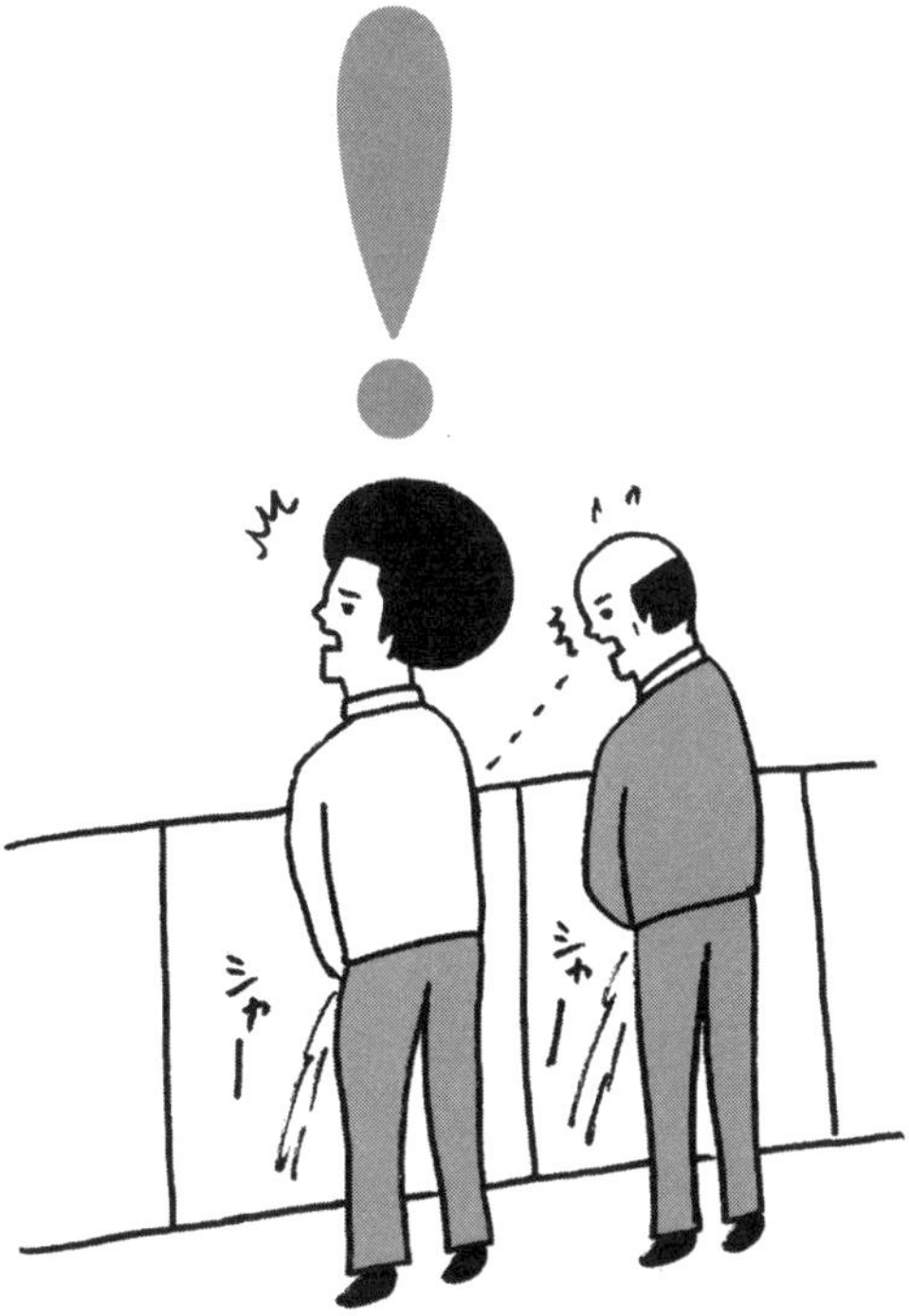

わたしが確立した「アイデアがどんどん出る魔法の会議」

おそらくは四二歳か、四三歳くらいのことだったと思います。そのころ私は、中堅企業の役員をやっていました。

当時のわたしの仕事は、マーケティングです。

とはいえ、自分自身が販促計画を練り、営業戦略を考えるわけではありません。何といっても役員ですから、それを考えるのは部下の仕事。わたしは部下たちを動かし、いいアイデアを出させ、それらを実行させるのがもっぱらの仕事でした。

そこで重要になるのは、部下たちがアイデアを持ってくる場。すなわち〝会議〟ということになります。

わたしはその会議を、当時の日本ではあまり類を見ない、変わった方法で行なっていたのです。

あなたの会社にも、会議はあると思います。それは、どんなふうに行っているでしょうか？

午前中、あるいは午後に社員たちが集まり、会議室で社長や役員たちが来るのを待っている。さあ、会議の始まり。社長がまずは延々と鼓舞しているのか、お説教だかわからないスピーチをする。そのあとは「社長！　素晴らしいお話でした！」なんていう役員たちの提灯持ちのようなコメントが続き、延々と各部署のリーダーが業務の報告を始めていく……。

一体何の意味があるんだろうなぁ……などと退屈しながら、この眠くなるやり取りにイライラしている方も、読者の中にはいらっしゃるのかもしれません。

もちろん最近では、とくに企画関連の仕事で、いわゆる〝ブレスト〟と呼ばれる方法が当たり前になってはきました。それぞれがアイデアを持ち寄り、部署のリーダーを中心にしてミーティングルームで本当に活発な議論を交わしている方も、いらっしゃることとは思います。

しかし、三〇年以上も前の私がリーダーとしてやっていたのは、いまの〝ブレスト〟の、さらに上を行くものだったと自負しています。

なにせ社員たちは会社にすら来ない。朝っぱらからホテルのラウンジに集まり、美味しいコーヒーを飲んだり、軽い朝食をとりながら気さくに議論を交わしていくのですから。

外資系の会社でいう「ブレックファースト・ミーティング」の日本版といえるでしょう。

このやり方は、わたしが初めてビジネスの世界に携わった米国で覚えたものです。勤めた当初、ボスからウィークデーに「朝食に来い！」と言われ、恐るおそる出向いてみれば、彼の家にはホテル並みの朝食が用意してあり、社員たちが友人同士のように、ぺちゃくちゃと仕事の議論をしていました。

あまりにざっくばらんなのと、当時の日本には入っていなかった「グレープフルーツ」という果物を初めて見て、わたしはすっかり面食らっていたものです。

その後、わたしは日本に戻ってくるのですが、当時の日本企業には、社員が自由に意見を交換し合えるような場も雰囲気もありません。上司と部下の関係を見ても、何となく硬直しているようなムードが漂っています。これでは社員たちから、面白いアイデアが上がってくるわけもありません。

ちょうどそのころ、わたしには高輪プリンスのラウンジにある「カトレア」というカフェで、コーヒーを飲んでから出社する習慣がありました。窓の外にはプールサイドがあり、美しい庭園も広がっています。

打合せにもちょうどいいから、アメリカにいたときのような感覚で、出社前にクライアントとそこで会うことも度々あったのです。

「ついでだし、ここで会議もやってしまおうか……」

そういうことで、課長や課長補佐といったマネジャークラスに召集をかけ、レストランの「若竹」でブレックファーストを食べながら「早朝会議」を実施することにしてみたのです。その結果、わたしのいた部門は大きく変わりました。

なぜ、皆がアイデアを出すようになったのか？

結果的に朝の会議の場では、いままで部下たちが「言いたくても言えなかったこと」が、どんどん発言されるようになりました。

それは一体、どうしてでしょう？

簡単に言ってしまえば、それは**会議の場が「楽しいもの」に変わったから**です。

米国にいたときの習慣から、その場のトップであるわたしは、自ら飲み物をつぎながら、「キミはどう思う？」なんて聞く。

「いや別にどうって聞かれても？」

「会社にいるんじゃないんだから、別に遠慮しなくってもいいじゃない。何でも考えていることを言ってくれよ」

「まあ、じゃあいい機会だから言いますが、いまの商品のことなんですが……」

形式を外すと、現場で感じていた問題をとても素直に話してくれます。

「なるほど、そういう考えもあるかもしれない。どうだろう、○○君は？」

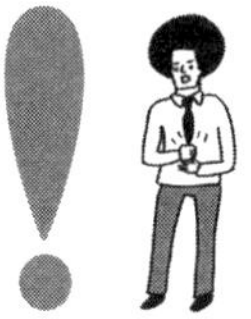

この会議の場で、わたしが原則として守っていたことが三つあります。

その第一は、「誰か意見のあるものは言ってくれ！」などという言い方はしないこと。

なぜなら、会議やミーティングのような公式の場以外で、そういう〝発言求む〟といった重々しい言葉を、あなたが発することはあるでしょうか？

まずないはずです。日常のフレンドリーな会話習慣の中で、これらの言葉はあまりにも不自然なのです。思わず「いいことを言わなきゃいけないな」とか、「皆を代表して何か言わないと……」といった、硬い空気が流れてしまいます。

普通に人とお喋りするとき、あなたは相手の顔を見て、ごくごく自然に「ちょっと教えてほしいんだけど……」とやっているはずですよね。早朝会議も仕事の意見をかわす場には違いないのですが、もっと部下とリラックスした話ができる場所を、わたしはつくりたかったのです。

第二に、わたしは部下の話を聞き、どんな話だろうが、それを否定することは一切しませんでした。

ましてや「バカなこと言ってるんじゃない！」などと叱りつけるようなことは絶対にない。そんなことをやった時点で、相手は発言しにくくなり、会議の場も緊張したものになります。

あくまでこのラウンジでの「早朝会議」は、〝楽しい場〟にしたかったのです。

もちろん、ときにはどうでもいい話にそれてしまったり、勘違いしているような意見を述べることもありますが、それでもトップのわたしは、**基本的に「ありがとう」と発言してくれた部下に感謝し、すべての意見を尊重しました。**

そして「いいアイデア」を出してくれた人には、「それは面白いじゃない！」と、積極的に褒めるわけです。

第三は、やはりざっくばらんな場にすることです。発言は自由で、誰かが何かを言ったら、それに対して自由に意見を言っていい。だから人のアイデアに「いいじゃない」とか、「もっとこうしてはどうだろう？」という〝ツッコミ〟がたくさんありますし、それ以上に冗談を言うことだって大歓迎なのです。

たとえるなら、仲のよい友達同士で、次に行く旅行のスケジュールを練っている場面

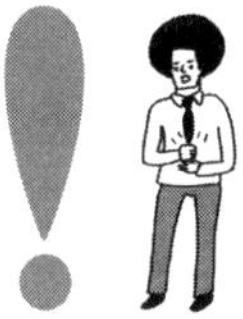

と同じです。こういう場なら会話は盛り上がり、皆で笑いながら、最後は落ち着くところに意見がまとまって行きますよね。

さらに加えると、そんな場では「そこ行こう！　ゼッタイ行こう！」なんて、面白いアイデアがどんどんひらめくと思います。わたしは会議の場というものを、そんな楽しい「ひらめき会議」の場にしたかったのです。

そして、トップであるわたしは、いま述べてきた三つ以上のことをほとんどやりません。

つまり自分で延々と話しまくるようなことは、一切しない。基本的には部下たちに活発な提案をさせながら、わたしは単にモチベーションの管理に徹している。

こんなあり様ですから、朝食を含めた二時間の会議は、すぐに終わってしまうことがほとんどでした。

あとは各々が、この場でひらめいたことを、仕事の場で実践していくわけです。

人生を変えてしまう「アイデア」は誰でも生み出せる！

さて、ずっとビジネスマン時代の「会議」について述べてきましたが、ひょっとしたら「いままでのわたしの本と違うなあ」という印象を持った方もいるかもしれません。

安心してください。本書がビジネスに役立つことは確かですが、かといって小難しいビジネスの本というわけではありません。本書はやはりサイエンスの本です。

ただ本書のテーマは、「ひらめき」です。そこで考えてほしいのが、**どうして会議の場所を「楽しいもの」にするだけで、そこに参加する人間たちがひらめくようになったのか**、ということなのです。

そこには「ひらめき」というものの、本質をつかむヒントが隠されています。

では「ひらめき」とは何か？

結論を言ってしまえば、それは人間の根源的な欲望に対し、脳の最も原始的な部分が

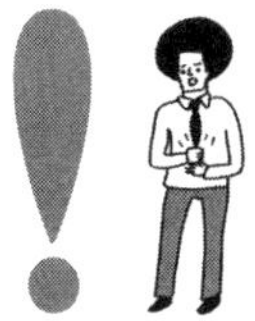

反応して導かれた、一つの〝解決策〟です。

そこにあるのはまさしく「直感」であり、合理的に導かれた結論ではありません。

二十世紀初頭の偉大な思想家であるウォレス・D・ワトルズは、『真理に対する知識は、何度も考えるようなものでなく、霊的な洞察力によるものである』と述べています（佐藤富雄訳『「思い」と「実現」の法則』／イースト・プレス）。

ですから、企画会議を前にして、「怒られるから、何かアイデアを出さなきゃ」などと机に座って頭を抱えていたって、「ひらめき」は生まれてくるわけもない。**脳の最も原始的な部分が反応した瞬間、唐突に降りて来る「霊的な洞察力」こそ、「ひらめき」に他ならない**からです。


しかし「霊的な洞察力」といっても、わたしはスピリチュアルな話をしたいわけではありません。それがどこから生まれるかといえば、天から降って来るわけではなく、わたしたちの脳から生まれるものです。

そこで考えてみてほしいのは、そもそもあなたは、何のために「ひらめき」が欲しいのか、ということ。

いまの自分にとっての当面の問題、あるいは将来に自分が成し遂げた夢と照らし合わせて考えてみてください。

「何か自分の収入を画期的に飛躍させるような、素晴らしいアイデアはないだろうか？」
「わたしを幸せにしてくれる素敵なパートナーと出会いたい。一体どうすれば、運命の人にめぐり会えるかな？」
「現在の仕事はどうも自分に合っていないようだ。もっと自分に相応しい仕事が見つからないかな？」

これらの問題に対する答えは、必ず見つかります。

まさに「ひらめいた！」という瞬間、奇跡のように、あなたの願いをすべて叶えてしまうような画期的なアイデアが生まれてしまうことは、本当にあるのです。

しかし**そのためには、一生懸命に頭をひねってこの問題を考えるのでなく、何より「脳の最も原始的な部分」を活用して「霊的な洞察力」をうながす必要があります。**

最も原始的な脳のパワーに火をつける

脳の最も原始的な部分とは、生理学的には脳の「視床下部」と呼ばれる部分に当たります。

もちろん、脳という器官を持っている動物は人間だけではありません。わたしたち人類はチンパンジーと共通の祖先から枝分かれして誕生したものですが、さらに遡ればネズミのような哺乳類の祖先がいて、さらには恐竜のような爬虫類にまで遡ります。その進化過程のなかで、脳という器官も大きな変化を遂げてきました。

しかしながら、「視床下部」というのは、爬虫類の時代から存在している脳の最も根幹となる部分です。だからヘビにしても、ワニにしても、トカゲにしても、脳を持つすべての生物が「視床下部」を持っている。そこで科学的には、この部分を「爬虫類脳」と呼んでいる科学者もいます。

むろん人間は、あらゆる生物の中で最も脳を発達させた生物です。しかしながら「視床下部」については、ヘビたちと同じ。違いはその上に「大脳新皮質」などの「新しい脳」をどんどん発達させてきたことです。だからこそわたしたちは、高度な思考ができるようになっているわけです。

では、人間を始めとした哺乳類も、あるいは鳥類や爬虫類など、あらゆる脳を持つ動物の「視床下部」に共通して備わったものとは何でしょうか?

一言でいえば、それは「欲望」です。

もっと詳しく言えば、それは「快適に生きることへの欲望」です。だから「お金が欲しい」とか「恋人が欲しい」といった、単純に皆さんが思っているような欲望ではありません。

たとえばある種の幼いトカゲの頭には、〝子どもである〟という模様がついています。これは「親が自分の子を食べないよう」ということでついたサイン。そうでないと、お腹が空いたときに、たまたま我が子が目の前をよぎったら、パクっと食べてしまうわけです。現にワニの親子だとそういうことが起こります。

つまり「子どもに対する愛情」は、原始的な脳のあとからつくられた「新しい脳」の

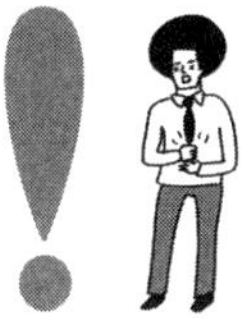

機能なのです。だから「原始的な脳」しか持っていない爬虫類は、単純に言ってしまえば、「愛情を持っていない」ということになります。

もちろん、だから「もともと愛情は大切でない」と言うつもりはありません。少なくとも私たちは「愛情」をつくりだす部分の脳を最も発達させた生物だから、生き残ることができた。実際に愛情を発揮しているかどうかは別として、そのことは確かだと思います。

しかし脳の根幹が「快適に生きることへの欲望」で成り立っているとしたら、思考したり、誰かに愛情を注ぐことよりも、もっと優先的な目的を達成させるために「脳」という器官は生まれているのです。

その目的が何かといったら、ごく単純に「生き残る」ということです。

大脳優先の思考があるから、何もひらめかない！

ここで少し、人類が誕生したときのことを考えてみましょう。

〝にんげん〟という生物が世に生まれることになったきっかけ、それはチンパンジーと共通の祖先であった私たちが樹上で生きる生活を捨て、大地に下りてきたこと。そこから二足歩行をする我々の特性が生まれ、手を開発させ、脳を発達させ……と、現在へつながる進化が生まれています。

では、その〝木から下りてくる〟という動機になったものは、何だったのでしょう？

確かに環境の変化などで、森林が減っていくような状況はあったかもしれません。しかし地面に降りたら降りたで、そこは猛獣たちが待ち構えている危険な場所。現実に仲間たちの多くは、犠牲になったことでしょう。

しかし、それにも増して「地上に降りれば、エサも多くなるし、もっと快適な暮らしができるのではないか」と、強烈な欲望があったからわたしたちは地上へ降りたのです。

まさにそれは理論では説明できない、「原始的な脳」から生まれる強烈な欲望。「ひらめき脳」が導いた、「地上のほうがいいぞ」という〝直感的〟なアイデアだったのでしょう。

当時の人類にそこまでの思考ができたかどうかわかりませんが原始的な「ひらめき脳」でなく大脳優先で結論を出したとしましょう。すると、こんな思考になるかもしれません。

「地上には危険がいっぱいあるんだし、いま木の上だって我慢すれば暮らしていけるんだから。何も無理することはないよなあ……」

「仲間だって犠牲になるかもしれないよ。オレも食われちゃうかもしれない……」

こうして残った人類の祖先たちは、環境変化に適応できず絶滅していったかもしれない。あるいはサルの仲間として、そのまま森に相応しい動物として適応していったかもしれません。いずれにしろ人類への限りない進化の道を、歩むことはなかったわけです。

実は同じことが、私たちのこの時代でも起きています。

「自分も成功したい」――「いや、自分の能力ではそんなことができるわけない」

「大富豪のような生活がしてみたい」――「そこまでお金を稼ぐのなんてムリだよな。まあ、いまはとにかく倹約しておこう」

「成功したい」も「大富豪になりたい」も、それが本心からの「快適に生きることへの欲望」につながっていれば、それを実現させる「ひらめき」は、いくらでも起こってくるはずです。

ところが、**私たちの大脳はいつも「できるわけがない」とか「無理に決まっている」という形で、「ひらめき脳」の活動にストップをかけてしまいます。**

結果、誰もがワクワクする気持ちを押し殺したまま、「仕方がないんだ」と無理に納得をして、ほどほどの人生に満足してしまう。あるいは、あまりにも持論にこだわりすぎるために、いつまでたっても幸福になれない。そんな人は、かなりいると思います。

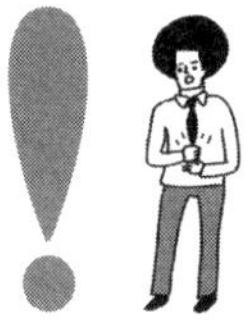

たとえば、これは恋愛などでも同じこと。

よくわたしが女性向けの本などで、「お金を稼げない男と結婚しても幸せになれない」と言ったためか、変に誤解して「それなら、ある程度の年収の人しか対象にしない」などと、単純に大脳で判断してしまい、打算でパートナー選びをする女性がいました。しかも、どういうわけか、キャリアや学歴が高い女性にそういう傾向もありました。

しかし、これは間違いです。「お金持ちになれる男性と結婚し、幸福になっている生活」は、もちろん「快適に生きることへの欲望」ですから、これが「ひらめき脳」にしっかりと伝わっていれば、「この人だ！」と〝ワクワク〟しながら「ひらめき」が訪れるはずなのです。この場合、女性は打算や計算などせずとも自然と相手の男性を好きになっていることでしょう。

仮にその男性が貧乏であったとしても、この「ひらめき」にしっかりと従っていれば、いつの間にか相手は「お金を稼げる男」になっています。それは女性の脳が、無意識のうちに、その可能性をきちんと見出しているからなのです。

「ひらめき脳」には、それだけの強い力があるのです。

意外や意外、わたしの成功原動力となったもの

一つウソのような面白い話をしましょう。それはわたしが若いころ、秋田で大学の講師をすることになったときのお話です。

何度か他の本で紹介したことはありますが、この秋田の地にいるときに、わたしはアメリカ人のジャックというビジネスマンからスカウトを受け、米国に渡っています。その渡米経験がまさに人生を変えることになったのですが、それもこれも、秋田時代にわたしがその評判を広めるような活動をしていたから。といって何がジャックをして「この人材が欲しい」と感じさせたのかはよくわからないのですが、とにかくこの秋田は、人生における揺りかごのような場であったことは確かです。

その当時、大学の知人から秋田で講師をやらないかと依頼をされたとき、わたしは講師の仕事などに、まったく興味はありませんでした。学生に教えることほどつまらない

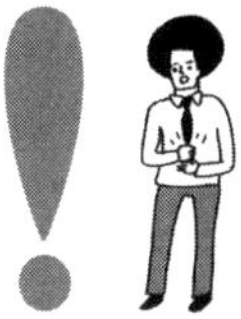

ことはないと思っていたし、この知人にも丁重にお断りするつもりでした。

でも、気にかかることが、ただ一つありました。

「待てよ。秋田といえば、美人の多いと評判のところだよなぁ……」

考えてみれば、知り合いに秋田出身の女性もいない。仕事を引き受けるつもりはないけど、秋田美人がどんなものか、一度見てみたいな……。

そこでわたしは現地へ赴き、地元の女性をとりあえず観察して、仕事はお断りして帰って来ようと思ったのです。そうすれば「はるばる来てくれた」という体裁はつくろえるし、話のネタにも丁度いいという算段でした。

実際のところ、町を歩いている秋田の女性を見ても東京と変わらないし、「まあ、こんなものかもなあ」と思い、秋田に出向いたわたしは、仕事の話に対しても乗り気でないそぶりを見せていました。

わたしの態度に気づいた知人は、ワインが飲めるお洒落な店へ案内し、再びわたしを説得しようとしたのです。そしてこのお店で驚くことが起こります。

突然、わたしは彼の話などまったく耳に入らなくなったのです。意識はすっかり、自分たちの座っている斜め前の席に釘づけになっていました。

そこではブーツのようなものを履いた絶世の美女が、ワインを飲んでいるではありませんか！　わたしの「ひらめき脳」は、まさに燃えるような期待感にワクワクしていたことと思います。

「いいでしょう！　それでは講師の仕事を引き受けしましょう」

このように、単に〝美人がいた〟という理由で、わたしは秋田で働くことを決めてしまったのです。その美人との出会いがその後どうなったか……は内緒にしておきますが、いずれにしろ秋田に赴任したおかげで、わたしは次なるステップへ踏み出すことができたのです。

「え!?　何て行き当たりばったりなんだ！」——あなたは、そう思うかもしれません。

しかし、たとえば**ロックミュージシャンや、ハリウッドスターなどとして活躍する男性を見ても、その仕事を目指した動機は、ほぼ〝モテたいから〟ということが現実です。**

もちろん「音楽や芸術性を追求して」という人もいることは確かでしょうが、そうするとかえって自分の芸術性にこだわるあまり、売り出すことが難しくなるということも聞いたことがあります。

考えてみれば、あらゆる美しいファッション文化も、貴族精神やテーブルマナーといった伝統も、究極的には「モテること」を動機として生まれてきているのです。

それもそのはず、「モテたい」というのは〝子孫を残す〟という意味で「快適に生きることへの欲望」とつながっていますから、**食欲や性欲は、わたしたちに「ひらめき」を起こさせる起爆剤のようなものと言えます。**

それでも、〝女性と親しくなりたくて秋田に来たこと〟と〝秋田の地で仕事において結果を出したこと〟は、それだけを見ればつながらないように見えます。しかし重要なことは、**〝キレイな女性がいる〟という刺激を得たことによって、わたしの頭にある「ひらめき脳」が触発され、モチベーションがとても高くなる状態がつくられていたことだ**と思うのです。

当然、秋田にいて目立つ活躍をするようになれば、女性からモテモテになることができる。それは本人をとても「ワクワク」させますから、「ひらめき脳」はとても優れたアイデアを山のように生み出していく、というわけです。

ただ「頑張る」では、やる気がなくなってしまう

わたしが尊敬する男性に、『ジョーズ』や『コクーン』といった映画のプロデューサーとして知られるデービット・ブラウンという男性がいます。

彼は八〇歳を越えた現在もヒット作を出し続けるアイデアマンですが、その原動力が何かといったら「一日に三人は女性を口説くこと」だそうです。そんな**〝欲望〟と連動したモチベーションがあるからこそ、「ひらめき脳」は何歳になっても活発に活動を続けているのでしょう。**

むろんモチベーションの土台は、異性に対するときめきだけではありません。わたしが古くから憧れてきた作家ヘミングウェーは、キューバの海に面した家だったり、あるいはパリのリッツ・ホテルの部屋だったりと、そこにいるだけで心がワクワクするような場所を転々としてアイデアを出し続けていました。

歴史上の優れたアイデアが生まれた背景は、皆同じだとわたしは思います。飛行機を発明したライト兄弟にしろ、電球を発明したエジソンや相対性理論のアインシュタインにせよ、**その心に共通していたのは、「このアイデアは実現するぞ！」という「ワクワク感」だったと思うのです。**だからこそ「ひらめき脳」は、根本的な欲望を達成させるため、彼らに最高の「ひらめき」を提供したのでしょう。

ここで再び、会議のことに戻りますが、一体そこでは何が起こっていたのでしょう？「朝の会議」の場面を、もう一度、思い出してみてください。そこでわたしが部下たちに対して行なっていたのは、集約すればたった一つのことだけではなかったかと思います。

それは、ただ「モチベーションを上げる」ということです。

実はそのことによって、部下たちの中では、革新的な心理的変化が起こっています。言ってみれば**それは「ひらめかなければいけない」という義務感から「ひらめきたい」という欲求への変化。**

つまり「楽しい場」となった会議では、皆次々と「ひらめき」、これら「ひらめき」

を得れば得るほど、楽しい気持ちが味わえるという好循環になるのです。

「評価されて嬉しい」
「アイデアが生まれると、何か夢が叶いそうな素晴らしい予感がする」
「可愛い女の子との出会いが期待できる」
「その場にいるだけで、居心地がよく、ステキな気分になる」

これらはすべて、「ひらめき脳」が活発に活動する〝快〟の状態なのです。そんな状態にあなたが置かれれば、モチベーションがグングン上昇し、脳の最も原始的な部分が、その上層にある大脳の思考回路を動かし、素晴らしいアイデアが次から次へと生まれて来るという状態です。

ところが現代のほとんどの人は、それとはまったく逆の環境に身を置き、苦痛や不安の中で、ひたすら打開策となるアイデアを打ち出そうとしています。

「頑張って、何か新しい案を考えよう……」

「とにかく努力して、新しい企画をつくってきます……」
「このままじゃ自分は一生、いまのままだ。何とかしなきゃ……」

とんでもありません！

そんなことをする前に、**自分自身がワクワクできる〝快〟の状態をつくることが先なのです。**

考えることが楽しいし、アイデアを出すことに夢が持てるし、それによって自分が本当に素晴らしい満足感が得られるような気がする。そんな楽しい状態をつくってこそ「ひらめき脳」は活性化するのです。

わたしが本書で伝えたいのは、まさにそのための方法論なのです。

先行きの見えない時代の強力な武器は「ひらめき脳」

現代という時代は、人間の「ひらめき」というものを、極力押し殺してしまうようなシステムができ上がっている時代ではないかと思います。

なぜなら、望む目標や目的が、すべて大脳思考が生み出した〝理論〟だからです。

つまり、いい学校に入れば、いい会社に入れる。いい会社で、いい働きをすれば、年収いくらの給料が確保される。年収いくら、資産がいくらになれば、これぐらいの快適な暮らしはできる……。

すべては紙に書いたお題目のようなもので、それをいくら眺めていてもワクワクできるわけがありません。

それでもわたしたちは、決まりきった答えを出すために勉強し、仕事をし、アイデアを出そうとあくせくします。けれども出てくるアイデアは「ひらめき脳」がフル回転して生まれたものではなく、大脳の思考が論理的に導いた四角四面なものばかり。

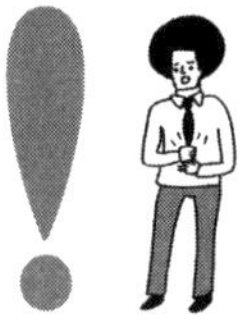

結果、現在においては、たとえば政治家や官僚などの職に就く者は、皆似通っているように見えてしまうのです。

わたしが育った戦後は、現代と違って、生きる目的や目標が持ちにくかった時代です。誰も「こうすれば幸せになれるよ」という筋書きのようなものを、用意してはくれませんでした。

ところが幸運なことに、わたしは自分のモチベーションを上げてくれる〝ワクワクするもの〟に若いころから出会い続けてきました。

いや〝幸運なことに〟というのは、語弊があるかもしれません。詳しく次章で説明しますが、わたしは「大富豪のように暮らし、貴族のように遊ぶぞ」ということを周りの人に語りまくり、それを口ぐせにしていましたから、ワクワクを引き寄せる体質は持っていたのです。東京へ出てきたときに父親が言ってくれた、「何でもいいから、親をドキドキさせてくれ」という言葉も、そんなわたしの考え方をあと押ししてくれました。

だから機会あるごとに、わたしは「ひらめき脳」を刺激するような欲望を、ずっと感じ続けてきたのです。

たとえば、わたしがまだ学生に毛が生えたような存在だったとき、たまたま海外でロレックスの腕時計と出会います。その輝きと、重量感。当時はそんな時計をはめている人など周囲にいなかったし、わたしは「絶対にそれを手に入れるぞ！」と強烈な思いを抱いたものです。

不思議なことに、そうするとわたしの「ひらめき脳」は、それだけの収入を得るようなアイデアをどんどん出してくれます。具体的には翻訳のアルバイトを始めたり、様々な人間関係をつくったりということなのですが、すると間もなく念願のロレックスも手に入るようになります。

他にもわたしは、若いころからレースに出られるような外国車を欲しがったり、あるいはライカのようなカメラを手に入れたり、ヘミングウェーの本を読んでそのライフスタイルに憧れたりと、「欲しいもの」すべてを自分の原動力としていきました。そして、それらが手に入るとモチベーションはまた上昇し、より高い目標をワクワクして望むようになる。つまりは、

「ひらめき脳を刺激する強い欲望を感じる」→「その欲望が動機となっていいアイデア

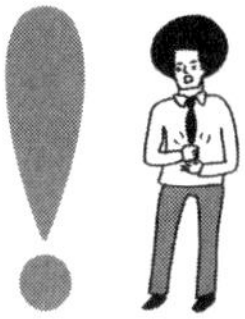

が生まれる」→「欲しいものを手に入れたことによって高いモチベーションが生まれる」→「自分をさらに上の段階へ進めるより素晴らしいアイデアと、その達成にワクワクする欲望を再び感じる」

というように、まさに自分を高めてくれるような好循環が生まれていったのです。いまなお原始的な「ひらめき脳」がわたしたち人間の脳内に組み込まれている理由はここにあるのではないかと、わたしは実感しています。

　七六歳になった現在でも、「ひらめき脳」が活性化するような環境を、わたしは自分の周りにつくっています。

　熱海の家からは、すぐ目の前に美しい海がある。少し先のマリーナには、わたしの愛艇である「トミー・ウォーカー号」が繋留してあります。

　他にも銀座が見下ろせる最高のマンションに、北海道の大自然の中にある素晴らしいログハウス。これらの環境を使い分けながら現在も仕事をしています。

　これならば、すごいアイデアだって続々と生まれてくるとは思いませんか？

さらに自分を高めていくような欲望だって盛りだくさんです。つい最近は銀座に置く92年型のポルシェカレラを購入したばかりですし、モナコに別荘をつくる予定もあれば、北海道に牧場をつくる計画、イギリスのケンブリッジに留学する計画、シェフつきの豪華な船を購入する計画など、考えるだけでワクワクするような目標が山ほどあるのです。だからこそ、素晴らしいアイデアが続々とわたしの「ひらめき脳」から生まれて来ているのです。

これは別に、スゴいことでも何でもありません。**わたしは自分の頭の中にある「ひらめき脳」を活かしているだけのことですし、それはあなたの頭の中にも確実に存在しているものです。**

その使い方は次章から説明するとおりですが、あなたはこれから起こることに、ただ期待をしてくれさえすればいいのです！

第2章

成功する人はただひらめいているだけ

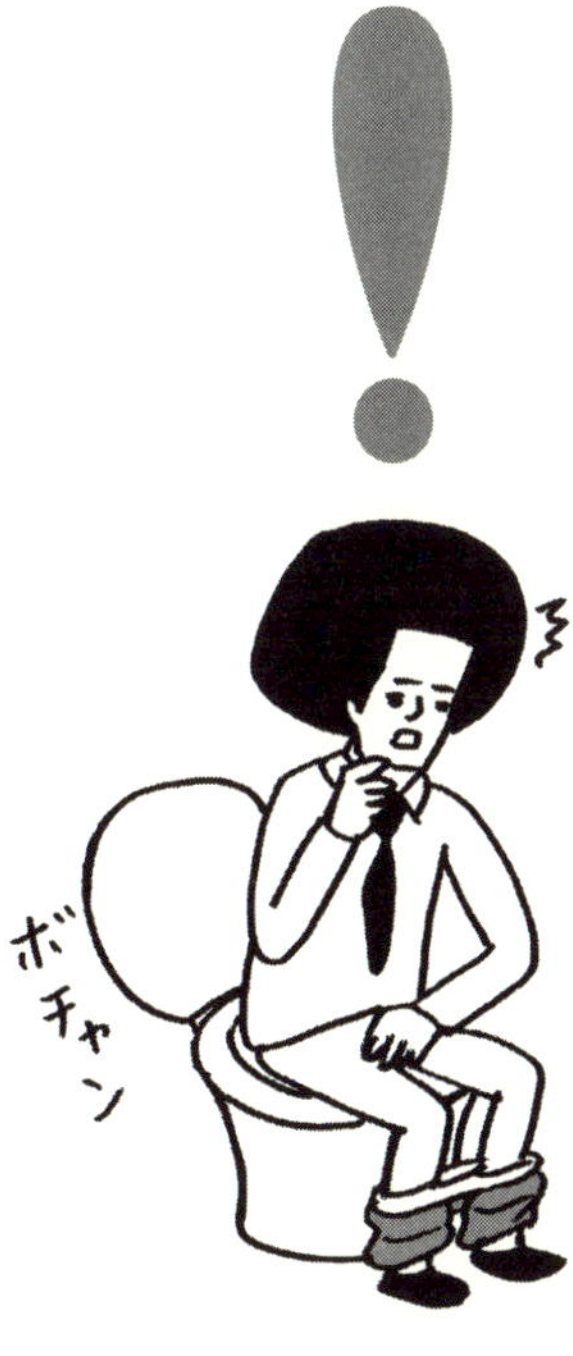

アイデアは「海馬」から？

それでは本章では「ひらめく」ということの、科学的な仕組みを考えてみましょう。「ひらめき脳」とは、脳の「視床下部」に当たる部位で、進化の過程で誕生した最も古い脳の原型であることから「爬虫類脳」と呼ばれていることはすでに説明しました。「視床下部」は、本能を司っている部位。だから前にも述べたように、食欲や「水が飲みたい」といった欲求、あるいは性欲などの中枢となっているわけです。

こう説明すると、この部分が〝脳の根幹となっている〟ということの意味もよくわかるかもしれません。いくら大切な用事があったって、「喉が渇いた」という欲望を満たさなければ、わたしたちは死んでしまうわけですから。

つまり、**「生きるために最優先で重要なことを確実に実現する」という目的のために、「視床下部」、すなわち「ひらめき脳」は存在しているということ。**これには非常に大きな意味があります。

この「視床下部」は、我々の脳内で〝情報センター〟の役目をしている「海馬」や「扁桃体」などとつながり、「大脳辺縁系」というまとまりになっています。そしてこの「大脳辺縁系」が体の神経とつながり、「自律神経系」というネットワークをつくっているわけです。

それでは「ひらめく」ときに、何が起こるのか？

アイデアそのものを思考するのは、当然ながら、大脳の役目です。たとえば、わたしも本のアイデアなどをよくひらめきます。

「これは売れるな！」とか、「これは読者に喜ばれそうだな！」という具合ですが、そこでは当然、「自分が書けること」と「売れると判断される根拠」が論理的に結びつき、しかも〝言葉〟によって解釈されているわけです。だから人間並みの脳がなければ、「ひらめき」はあまり起きないことになります。

ではこの「自分が書けること」や「売れると判断される根拠」の情報がどこにあるかといったら、これらはすべて大脳の様々な箇所に蓄積されているものです。その土台は、もとからあったものでも、天から降って来たものでもなく、私がこれまでに見たり聞いたり考えたりしたことに基づく経験データ。そのデータの取捨選択をしているのが、実は「海馬」という器官の役割なのです。

さて前述の通り、「海馬」というのは、「ひらめき脳」とともに「大脳辺縁系」を構成している部分です。

むろんわたしたちは、思考を使って、「海馬」にあらゆる仕事をさせることができます。たとえば「企画書をつくろう」と思ったら、わたしたちはまず自分が過去に出会った情報にアクセスします。あるいは学校でテストを受けるときだって、暗記してきた知識という情報にアクセスします。

つまり何らかのことを思い出そうとするとき、わたしたちは必ず「海馬」という器官を使って、脳内で検索作業のようなことを行なっているのです。

ここで、ひらめく瞬間のことについて考えてみましょう。わたしは「本のアイデアをひらめく」と言いましたが、これは論理的に考えて、**一生懸命ひねり出して〝ひらめく〟わけではありません。たとえばウォーキングをしているときだったり、スキーをやっているときだったり、朝起きた瞬間だったりに、唐突にアイデアが降って来る**のです。

どうしてかといえば、結局**アイデアは「海馬」からではなく、「ひらめき脳」の要求**

に基づいて生み出されているということだからです。ここには人間が進化の過程でつくりだした、大脳辺縁系の素晴らしい働きが存在しています。

脳の「自動目的達成装置」の力を使いこなす

人間の「大脳辺縁系」には、自分が願っていることを実現させる「自動目的達成装置」が組み込まれています。

〝自動〟目的達成装置なのですから、「どうしたらいいんだろう」とか「何か策はないかな」と考えている必要はありません。何も考えてなくなって、自然と願っていることを実現させるためのアイデアが出てくるのです。

ところがそのためには、「目的」が正しく「自動目的達成装置」にインプットされていなければなりません。それがどういうことかといえば、**「ひらめき脳」が〝その目的が叶うことで自分がより快適になる〟と認識しているということです。**

わたしが本のアイデアを「ひらめく」のだって、それがわたしを〝いい気持ち〟にさせる素晴らしいことであることを知っているからに他なりません。

これまでにもベストセラーを何冊も書いてきたものですから、当然ながら、わたしはそのことによって読者の方々をどれだけ喜ばせるかが身に沁みてわかっています。それに加えて、「印税が入ってくれれば、もっと豊かな生活ができるなあ」ということも、よくわかっているわけです。

その「豊かさ」によってわたしが得る実感を、〝快適になるためのもの〟と「ひらめき脳」がきちんと知っている。とすれば、何もしなくたって、わたしの脳がそれを実現するアイデアを出そうとするのも当然のことですよね。

システム的には、「ひらめき脳」からの要望を、「海馬」が忠実に受け取って大脳の中の情報を使って上手に分析作業をしてくれるという流れです。さながらそれは脳の中にスーパーコンピュータがあるようなものですが、そうして一つの結論を導き出したときに、「ひらめいた！」という瞬間が訪れるわけです。


とにかくわたしの脳は、「本のアイデアをひらめく」ということが〝快適な状態〟ということを知っている。それゆえ「ひらめき脳」はその状態を何度も味合わせようと活

動してくれるわけです。

では、これがまだ実現していない夢だったり、自分がチャレンジしたことのないアイデアだったりしたら、「ひらめき脳」も、それを〝自分を快適にするもの〟と認識してくれないのでしょうか？

そんなことはありません。

ここはさすがに「ひらめき脳」が、本来「爬虫類脳」である所以です。ですからより高度な大脳を使って、簡単にだますことができます。

たとえば頭の中で〝梅干し〟を思い描いてみてください。あなたの口の中では唾液が分泌されてきますし、人によっては胃液まで分泌されてきます。

これは大脳で考えた思考が、大脳辺縁系や自律神経系の反応をうながし、〝本来起こるはずのない身体反応を体に生じさせた〟ということ。

それが可能ということは、あなたが強い願望を願いさえすれば、身体が勝手に反応し、「願望を叶えるような行動を自動的にとるようになる」と考えられます。そのメカニズムを活用しているのが、わたしの「口ぐせ理論」に他なりません。

しかしながら、**ここで重要なのは、わたしたちの「ひらめき脳」はあくまで「梅干し**

を口に入れたときの酸っぱい感覚」や「食欲を刺激される強いイメージ」に反応しているということ。「梅干しに反応しなさい」という記号的なメッセージを、単純に受け入れているわけではないのです。

だから「お金持ちになりたい」という目標でも、ただ単に「だって、お金があれば何でも買えるでしょ」といううすっぺらい願望や理屈では「ひらめき脳」も反応しません。

その**お金で手に入れられるモノや生活を具体的に思い浮かべ、「ああ、そんなことができたらスゴいな！」というワクワクするような楽しい感覚があってはじめて「実現するぞ！」という欲望が「ひらめき脳」に生まれるのです。**

脳はもともと「ひらめく」ようにできている

わたしたちの脳は、もともと「ひらめき」をうながしやすいようにできています。このことは、〝眠り〟のメカニズムを考えてみればよくわかります。

なぜ眠りかといえば、簡単なことです。何かアイデアなり、悩んでいることの解決策がほしいと思ったら、頭をひねっていてもあまりラチがあきません。それよりは眠ってしまうのが一番なのですから。

わたしたちは「ひらめき」を導き出す活動を、まさに睡眠時間中に行なっているのです。

詳しく説明しましょう。

まず我々は眠っている時間、同じように見えて、実際は二種類の睡眠を九〇分周期で繰り返しています。それは「レム睡眠」と「ノンレム睡眠」というものです。

「レム睡眠」というのは〝まぶたの下で眼球が動いている睡眠状態〟ということ。その発見は古く、一九五〇年代にシカゴ大学の学生が明らかにしたものです。このときの睡眠状態は浅く、私たちが夢を見るのも、ほとんどはこの「レム睡眠」の時期になります。

一方で「ノンレム睡眠」のとき、人は深い眠りについています。

この違いは、「浅い」「深い」以上に大きいもの。というのも、二つの睡眠の間には脳と身体の各スイッチがオンになっているか、オフになっているかという重大な差があるのです。

まず脳と身体が完全にオフ状態なのが、「ノンレム睡眠」のときです。このとき脳と身体はどちらもつながったまま、非常にリラックスした状態で落ち着いています。しかしひとたび地震などがあったりしたら、慌てて飛び起き、すぐに身体を起こすことができるでしょう。

それに対して「レム睡眠」のときは、脳と身体は遮断されています。疲れているときなど、脳はまだ意識があるオン状態なのに、身体だけ「レム睡眠」に陥ってしまうことがある。すると〝動かそうとしても身体が動かない〟という状態になるのですが、これがいわゆる「金しばり」というもの。決して幽霊のしわざなどではありません。

問題は、どうして人間がこのような睡眠をとらなければならないのかということ。実をいうと、「レム睡眠」のとき、わたしたちの脳は完全に眠っているわけではないのです。普段どおり、活発な作業を行なっています。

しかし、基本的には眠っているのですから、明確な意識はありません。なぜ意識がないのに、脳がフル活動しなければならないのでしょう?

それは、この「レム睡眠」の時間を通し、わたしたちの脳は、ある重要なことを行なっているのです。

それは何かといえば、「情報整理作業」と呼べるものです。

仕事に恋愛、うまく行っている人の脳に起きていること

ここで考えていただきたいのは、〝「レム睡眠」中に人は夢を見る〟ということ。ときどきわたしたちは夢の中で、しばらく考えもしなかった思い出の人に出会ったり、行ったことのない場所に行き、空を飛ぶようなありえない体験をすることがあります。

どうしてこんな不思議なことが起こるのでしょう。

実をいうと、夢のメカニズムについてはまだ未解明の部分が多く残っています。それでも確かなことは、レム睡眠中の情報整理作業で、脳があっちの情報こっちの情報を引っ

張り出しとやっているうちに、たまたま意識の片隅に断片として残ったものをわたしたちは〝夢〟として認識しているということです。

ですから、本当は人間はもっとたくさんの夢を見ています。一説によれば、起きたときに覚えているものは全体のわずか一パーセントに過ぎないと言われています。

しかしこの「情報整理作業」は、ただ闇雲に行なわれるわけではありません。**ここで重要なことは前にも述べた通り、「目的」が正しく「大脳辺縁系」にインプットされているかどうかということ。**そしてその目的が、「ひらめき脳」が望む〝より快適に生きる〟という大原則に則ったものであるかが重要になってくるのです。

人が眠っている間に「脳内の情報整理」を行なう理由は、実はとても簡単です。**それは、〝今日より明日を快適なものにする〟ということです。**

たとえば上司に怒られて、非常に落ち込んでいる人がいたとします。その人はほぼ確実に、眠ってからしばらくして、それをまったく同じ形で追体験する夢を見ます。

そして、しばらくすると、この人は上司に怒られる夢を繰り返し見るようになります。

しかし、今度は上司の言葉が何となくアドバイスになっていたり、夢の内容が自分にとってかなり都合のいい状態になっていたりするのです。

さらにまた夢の続きを見る、今度は上司と和解して、二人で楽しく笑い合ったりしています。

「僕が悪かったです」

「わかればいいんだよ。お前には期待しているのだから」なんて……。

さあ、朝が来ました。夢のことなどすっかり忘れていますが、この人は目覚めて、どんな気分になっていると思いますか？

「よし、いい朝だ！　昨日はあんなことがあったけど、もう過去のこと。今日は朝一番に、上司に謝ってしまおうか……」

これほど単純ではないかもしれませんが、このような過程で人が夢を見るということは、被験者を使用した実験などでもすでに証明されています。

どうしてそうなるかといえば、**わたしたちは誰しもが「昨日の夜」より「今日の朝」が快適になることを望んでいるから。**

より厳密にいえば、もっとも原始的な脳である「ひらめき脳」が〝より快適な状態になること〟を欲望として持っているからです。

脳の情報整理をする中枢は「海馬」という器官ですが、眠っている間は大脳よりも、「ひらめき脳」である視床下部の影響を受けます。

だから**頭の中の情報は、本能がもっとも欲している〝快〟の状態に相応しい形でどんどん整理されていく。これが私たちが眠っている間に起こっていることなのです。**

それでは、たとえば「現在の仕事を成功に導きたい」とか、あるいは「好きな人がいて、何とかその人と親しくなれないだろうか」ということを、まさに「ひらめき脳」が心から望んでいる人にはどんな変化が起こるでしょう?

「レム睡眠」の間、その人の脳内では、海馬が過去の記憶の中から「現在の仕事を成功に導く情報」や「好きな人と親しくなる情報」を拾い集めていく作業が行われます。それは、たとえば昔読んだビジネス書のことだったたり、あるいはその昔初恋の人を喜ばすことができた経験だったり、過去に先輩から受けたアドバイスだったりするのかもしれません。

いずれにしろ、海馬が拾い集めてきた情報に従って、脳の中では抱えている問題に対する解決策が練り上げられていきます。

さあ、これで朝起きたら、どうなるでしょうか？

ひらめいた！――こういうアイデアを企画化してみよう！

ひらめいた！――確かあの人は映画が好きだったから、さりげなく誘ってみよう！

まさに眠っている間に、すべての答えが導き出されてしまうのです。

何て便利なのかと思うでしょうが、これが実際に仕事や恋愛でうまく行く人の頭の中で起こっていることなのです。

実際はとても簡単なことで、ただ「ひらめき脳」が〝うまく行くこと〟を望んでいるからそうなるだけのこと。

すべて「ひらめき」は、本能に従って自然に生み出されていくわけです。

「ひらめき」にとって最もマイナスになるものとは?

「大脳辺縁系」にある自動目的達成装置の仕組みや、わたしたちが眠っているときに脳内で起こっていることを考えれば、「ひらめく」などということは、誰にでも簡単に起こる、ごく当然なことというのがよく理解できたと思います。

にもかかわらず、現実は「ひらめき」がやって来ない場合が多い。これはどうしてだと思いますか?

それは、**やはり「ひらめきたいこと」が、あなたの本当の欲望対象になっていないから。だから「ひらめき脳」も、それを〝本人にとって必要だったり、重要なこと〟と見なしていない、ただそれだけのことなのです。**

もちろん、あなたは自分を飛躍させるようなアイデアをひらめきたいし、自分を変えてくれるような思いつきなら、毎日のように頭に浮かんでほしいと考えてはいるでしょう。

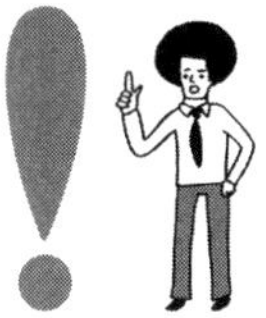

しかし同時に、「本当にそんなアイデアがあるのかなあ」とか「結局、何をやっても自分は変わらないんだなあ」という諦めや、不安のような感情を持っているのではないかと思います。

それでは「ひらめき脳」が、活発に動き出すわけがありません。なぜなら、あなたはそのことを考えるたびに不安になるのです。「快適に生きること」を求め続ける「ひらめき脳」は、同時にそんな不安を生み出す問題に取り組もうとは働かないからです。

「ひらめき脳」というのは、不安や諦め、あるいは〝恐れ〟というものに非常に敏感な反応をします。というより、そういう感覚自体が、「ひらめき脳」である視床下部や、同じく大脳辺縁系を形成する扁桃体などのコントロールを受けています。

どうしてかといえば、それらの感覚も「生きる」という目的にとって、欠くことのできないものだからです。

たとえば、たいていの人はクモという生物をあまり好ましく思わないし、ヘビという生き物もどちらかといえば苦手でしょう。中にはアラクノフォビア（クモ恐怖症）、オフィディオフォビア（ヘビ恐怖症）といった、病的な障害にまでなっている人もいるのです。

あるいは高所恐怖症や閉所恐怖症など、特定な場所を、恐れる人もいます。読者の方でも、思い当たる人がいるかもしれません。

一説によると、これらはすべて原始のころの人類にとって、生死を左右する脅威の一つであったということです。たしかにクモやヘビなど、いまのわたしたちにはどうということもない生物ですが、アフリカに初めて誕生したころの人類は体も小さく、それら生物の毒は生死にかかわる脅威だったのかもしれません。

そして大脳辺縁系のような脳の古い部分は、その当時の人類から現代人にまで、一貫して引き継いでいる部分なのです。だとしたら、そんな古い時代の恐怖反応の名残りが、わたしたちに残っていても不思議ではありません。

恐怖や不安の感情は、危険を回避して生き残るために、当然ながら必要なものです。わたしたちはいまでも、何かから逃げるような夢をときどき見ることがあります。これはそんな体験が本人の記憶にあるわけではなく、「危険があったら逃げる」ということを学習するためにもともと用意されていた機能であるといわれています。

ですから「ひらめき脳」に代表される古い脳の反応も、〝不安や恐れを感じたらとに

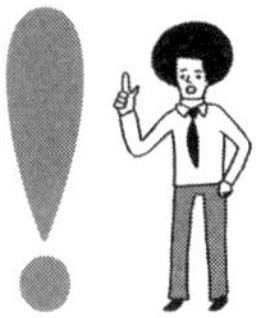

かく回避する〟なのです。

いかに「自動目的達成装置」に自分がインプットしたい将来の夢や、課題に対する結果でも、そのことに対して不安や恐れを感じたら、やはり「ひらめき脳」もその問題を「海馬」などに考えさせることを回避します。

結局、せっかくの夢や目的は叶わなくなってしまう。これは当然のことなのです。

未来に対して、常に楽天的なモチベーションを持つ

よくビジネスの世界で語られる逸話に、未開のジャングルに靴を売りに行った二人のセールスパーソンの話があります。

現地の人が裸足で生活しているのを見て、一人のセールスパーソンは、「ここでセールスしても仕方がないな」と思って帰ってしまう。もう一人のほうは「皆が靴を履いていないのだから、これは大量に売るチャンスだな」と考え、結果的には大成功を遂げた

というお話です。

どちらも事実は同じ。違うのは脳による解釈です。

恐れや不安が先に来てしまう人は、先に続く未来へのイメージがどうしても大脳思考中心のネガティブなものになってしまいます。結果的に行動パターンは〝回避〟ばかりとなり、現状と何も変わらない日常がいつまでも続くことになります。

しかし、恐れや不安よりも、ポジティブな未来が真っ先に想像できる人は、どうでしょう？

わたしは**そういうモチベーションを「楽天思考」と呼んでいますが、そんな人が未来に対して持つのは「達成することによって自分がつかめること」に対するワクワク感のみです。**

だとしたら、「それを実現したい！」と心から欲するのは、他ならぬ自分の頭の中の「ひらめき脳」なのです。

たとえば未開のジャングルで靴を売るセールスパーソンにしろ、それをしようとすれば実際は簡単なことではないのかもしれません。何せ相手は〝靴の心地よさ〟を知らな

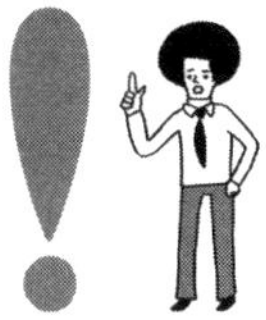

い人たちなのですから、それを伝えるような工夫が必要になるでしょう。

しかし「楽天思考」の人に、そんな問題などは関係ありません。**なぜなら実現したあとの快適さを要望する「ひらめき脳」は、それを解決するアイデアを「海馬」などを通して自動的に生産し続けるだけだからです。**

たとえばジャングルに来たセールスパーソンの場合だったら、現地の人を数人雇って、サクラとして〝靴を履いた快適な生活〟を演出してもらうのかもしれません。あるいは現地の酋長のような人物に、真っ先に靴の利便性を理解してもらうのかもしれません。

いずれにしろ、こういう発想は、あとからいくらでも沸き出てくるものなのです。**まず必要なのは「ここで大量に靴を売ったら、ものすご～く儲かるんだろうな」なんていう〝快〟のモチベーションだけ。**

あとは「ひらめき脳」が、黙っていてもフル回転してくれるのです。

そうすると、未来に対して楽天的なモチベーションを持つことが、どれほど重要なことかがわかってきます。

「ひらめき」を触発するのは「ひらめき脳」の役目、実際にアイデアを組み立てるのは

「海馬」の役目ですが、実はその「海馬」に関しては面白いことが最近になってわかっています。

「海馬」というのは前にも述べたように、脳の様々な場所に保存されている記憶を統御する情報センターのような役目をしていますが、過去のことを思い出そうとしているときには実はあまり活発に働きません。

ところが、**未来のことを想像した瞬間、この「海馬」は、まさにフルパワーで活動を開始するのです**。もちろん「未来のこと」といっても、その土台は、わたしたちが過去に見聞きし、体験してきたことにあります。それらを〝楽しい未来〟のイメージに変える際に、ここぞとばかり「海馬」は活性化するのです。

しかも脳の中の「海馬」という器官だけは、人間が何歳になっても脳細胞が増え続けるということがわかってきます。これは、**わたしたちが何歳になっても「未来に対する楽天的なモチベーション」を持ち、その素晴らしい願望を実現させるシステムが本来備わっていることの証明ではないでしょうか**。

その最たる証拠が、他ならぬわたし自身ではないかと思います。

若い頃から現在まで、わたしは一貫して、「これから自分にできること」に対して、楽観的でワクワクできるようなイメージを持ち続けてきました。現在でも楽しみにしていることが盛りだくさんなのは、前章で紹介したとおりです。

だからこそ、このまま任せていれば自然と「ひらめき脳」は活動してくれますし、「海馬」も自動的に、最高のアイデアを構築してくれます。**すべては人間に生まれつき備わっているシステムを、ただそのまま活用しているだけなのです。**

言葉の力で「ひらめき脳」を動かしていく

むろん人は誰でも目の前の課題に対して恐れを感じたり、未来のことに対して不安を持つものです。そのたびに「ひらめき脳」も回避の反応をしますから、大脳辺縁系の「自動目的達成装置」に入力された目標も、すぐにスイッチがオフになってしまいます。

その場合でも、やるべきことは簡単で、オフになったスイッチを再びオンにしてあげればいいだけのこと。**わたしたちはそれを、〝言葉〟というツールを使って実行するこ**

とができます。

たとえば仕事の場面、あなたはせっかくアイデアがひらめいて企画書をつくったのに、採用されなかったとします。

「ちぇっ、ダメだったか」と言ってしまえば、もはや「ひらめき脳」は反応しません。しかし「大丈夫！　まだ、何とかなる」と言ってしまったら、どうなるでしょう？

「何とかなる」ための策は、このとき頭には何も創造できていません。しかし「何とかなる」と言ったのだから、「ひらめき脳」もそれを受けて活動を続けるのです。

結果、「じゃあ企画書をこんなふうに改良して、もう一度、上司にアタックしてみよう」と、すぐに起死回生案は生まれて来るのです。

仕事をしていれば、当然ながらビジネス環境は日々変化するのですから、様々な問題が生まれてきます。いままで売れていた商品が売れなくなることもあるし、突然起こる種々の問題が、会社を危機に落とし込む事態を招くことだってないわけではありません。

ところが、優れたリーダーは、そんなときでも必ず、次のような言葉を真っ先に口に出しているものです。

「大丈夫！」

「きっとうまくいくさ！」

これらの言葉も、最初の時点では根拠を持って言っているわけではないのです。

しかしそう言うことによって「ひらめき脳」は、アイデアを出し続ける活動を中止しません。そして、結局「事態を収拾するアイデア」を勝手に導き出してしまうのです。

リーダーとして尊敬される人にこういうタイプが多いのも、納得しませんか？

こんな言葉の効果をさらに活用したのが、読者の方々にはもうお馴染みかもしれませんが、わたしの「口ぐせ理論」に他なりません。

それは要するに〝ひらめく〟結果として、自分が手に入れたい目標を、何度でも口にする習慣をつくってしまえばいいだけなのです。

「この会社で一番、仕事ができる人間になるぞ」

「お金持ちになって、快適な生活をエンジョイするぞ」

「わたしはステキな男性と巡り合って、幸せな家庭をつくる」

願っていることなら何でもいいのですが、それを絶えず口にすれば、その度ごとに脳の「自動目的達成装置」に目標がインプットされます。

よって「ひらめき脳」も、それを実現させるための活動をうながし続けるのです。そのために必要となるアイデアは、脳内でずっとつくられていきます。

ただし重要なのは、「ひらめき脳」が反応するのは〝言葉そのもの〟よりも〝それを実現したらスゴいことになるぞ〟という期待感や欲望です。

だから、**ただ言葉だけを唱えるのでなく、「ひらめき脳」がつい動いてしまうようなイメージや、高まる自分の感情も、常に言葉と関連づけておくことが必要です。**

これは別に難しいことではありません。

たとえば「この会社で一番、仕事ができる人間になるぞ」という目標を持つ人は、そうやって自分ができる人になって活躍している姿をイキイキと描き、「そうなったら格好いいなあ」と欲望を刺激してみればいい。「お金持ちになって、快適な生活をエンジョイするぞ」なら、その生活がどんなものか、住んでいる家や持っているクルマ、あるいは日々の生活に至るまで、ありありと描いてみればいいのです。

そういうイメージ作業を、たとえば寝る前の五分間に毎晩やっておけば、「口ぐせ」と「イメージ」と「欲望」は連動したものになっていきます。

すると、あなたが言葉で脳にサインを送ったとき、「海馬」は必ずそれに対応した感覚情報を引っ張り出し、「ひらめき脳」をより活性化してくれるのです。この素晴らしい循環が起こったら、誰にだって叶わぬ夢などないとは思いませんか？

「ひらめき脳」のスイッチを〝入れっぱなし〟にしておくには？

もう一つ「楽天思考」で重要なことは、**〝いつも楽しくて仕方がない、恐れや不安など生じようがない〟というライフスタイルや生活空間を自分に対して用意してしまうということです。**

そうすれば「ひらめき脳」も常にスイッチが入りっぱなしの状態ですから、自分を飛躍させてくれるアイデアは、"気づけば、いつの間にかひらめいている"ということになります。

たとえば些細な例として、わたしは熱海と東京を行き来するとき、必ず新幹線のグリーン席に乗ります。たかだか四〇分から五〇分くらいの時間なのですが、座席は自由席とは雲泥の差だし、サービスも行き届いている。しかも平日はほどんど他の乗客もいませんから、まるで車両を借り切ったような気分になることすらあります。

「あー、いい気分だなあ……」

あまりに快適なものだから、本なんか読んでいるのももったいない。ただボーっとして、車窓からの風景を見ていることもあります。

すると、どうなるか？

ひらめくのです。

「そうだ！　家に帰ったら、ちょっとこんなことを調べてみよう」

こんな思いつきが、ビッグプロジェクトの発端になることもしばしばなのです。

どうしてそうなるかといえば、これも自分を〝快〟の状態に置くことの効果です。

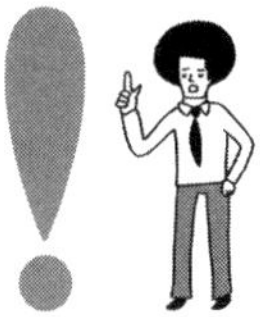

快適さを実感することによって、モチベーションも高まり、「ひらめき脳」はそんな状態を維持することを最優先で実行します。むろん、その場には不安や恐れのような「ひらめき」を阻害する要因は何もありません。

だから自分をより高めてくれるようなアイデアが、自然と生まれて来る。これも理に適った、ごく当たり前の結果だと思います。

「そんな四〇分の乗車に、グリーン席なんてもったいないじゃないですか」と言う人もいるでしょう。しかし、たかだか一〇〇〇円や二〇〇〇円の差です。それを「不合理」と考える人と、「気分がいいからそっちにしよう」とサッと選んでしまえる人では、「ひらめき」の差はハッキリ出てくることでしょう。

むろん、このような環境投資だけでなく、**生活の様々なところに「ひらめき」をうながす工夫はつくれます。「遊ぶ」ということもその一つですし、一方では「学ぶ」ということもその一つになります。**

しかしながら次章ではまず、もっとも「ひらめき」にとって重要な習慣づくりのことを述べておかなければなりません。なぜなら人類は、その行動から「ひらめき」を触発できるメカニズムを脳内につくったことで、現在のところ最も地球上で成功した生物と成りうることができたからです。

その行動が何かといえば、「歩く」ということ。これに他なりません。

第3章

「ひらめき脳」はこうしてつくる！

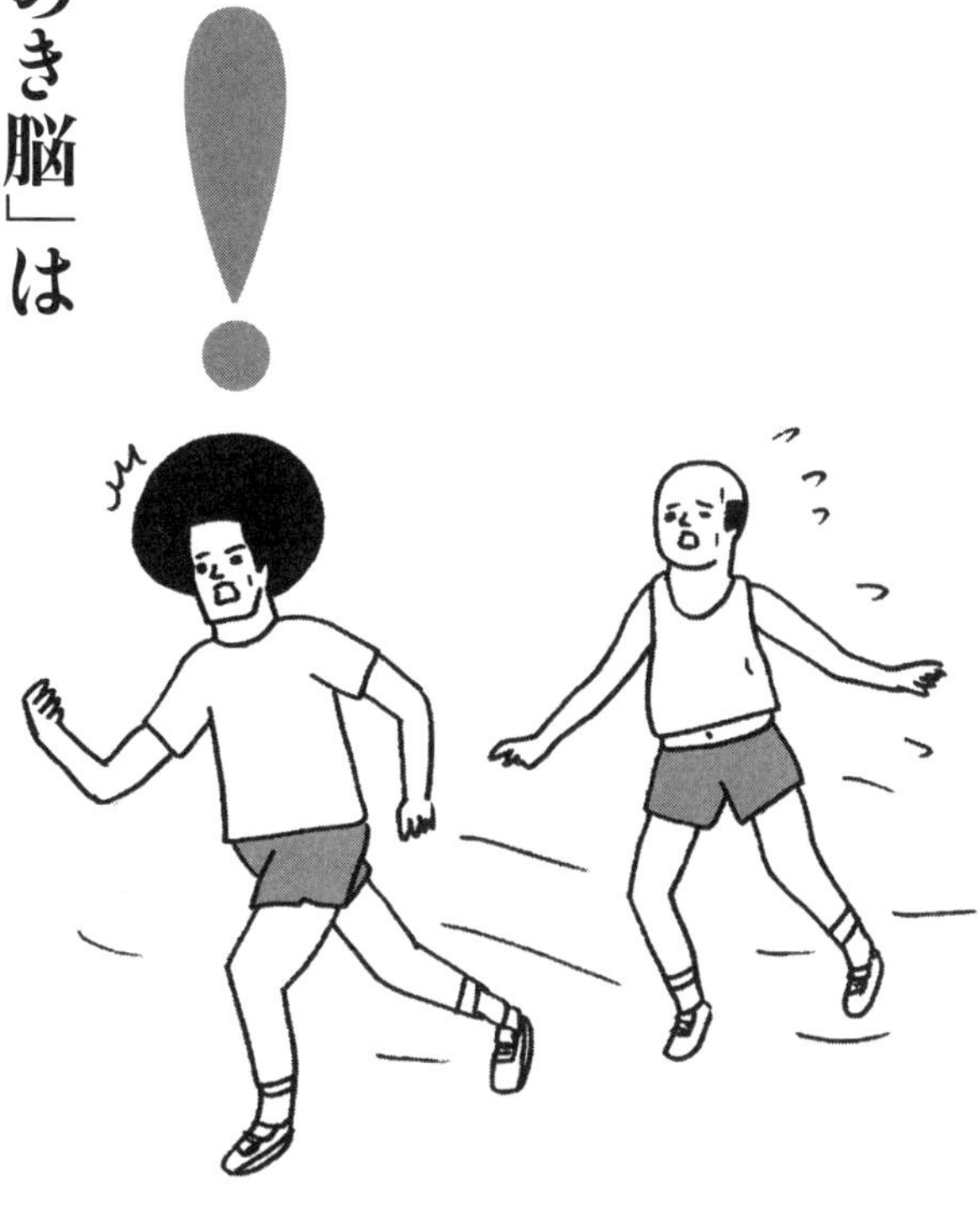

〝モチベーション満開状態〟を意図的につくりだすには？

「ひらめき脳」は、「最高だなあ」とか、「気持ちいいなあ」と、まさに快適さが頂点に達するようなモチベーションのときに、威力を発揮します。それならば意図的にそのような状態をつくり出せば、人生のどんな問題ですら、思いのままに解決できるとは思いませんでしょうか？

実はわたしたちには、そのような快適状態を自動的につくり出せるメカニズムが備わっているのです。それはわたしが「快楽ホルモン」と総称しているドーパミンやベータエンドルフィン、あるいはセロトニンなどのオピロイド系ホルモンと呼ばれる分泌物の効果によるものです。

オピロイド系のホルモンは、「感動した」とか、「嬉しい」とか、「ありがたい」といったポジティブな気持ち、あるいは誰かにときめいているようなドキドキした状態のときに脳内で分泌されます。

だからこそ、わたしたちはそういった気持ちを何度でも味わいたいと思いますし、そのことによってモチベーションもぐんぐん上がって行きます。

つまり「快楽ホルモン」とは、わたしたち自身がより素晴らしい人生を得るための、潤滑剤として機能しているのです。人類は進化の過程で、自らの体内にそういう〝成功体質〟をつくり上げてきたわけです。

しかしながら、「感動した」「喜んだ」「感謝した」など、これらはすべて、わたしたちが何かに直面したときに起こりうる、言ってみれば反応です。

このような単なる反応ではなく、**わたしたちが唯一、主体的に「快適なモチベーションをつくろう」としてオピロイド系ホルモンで脳内が満たされた状況をつくれるのが、まさに〝歩く〟という行為なのです。**

これはウォーキングのような簡単な運動で、誰でもすぐに実感することができます。

まず歩き始めて一五分も経過すれば、「ベータエンドルフィン」が分泌され、気持ちが高揚し、何事にもポジティブに考えていけるような脳がつくられていきます。

続いて二〇分が経過するころになると、「ドーパミン」というホルモンが分泌され始めます。これによって、ますますハッピーな気持ちが高まるとともに、夢やアイデアがどんどん生まれていきます。

そして三五分が過ぎるころには、「セロトニン」というホルモンが分泌され始める。こちらは興奮を抑え、リラックスをうながす効果のあるものですが、浮かんだアイデアがまとまり、現実味を帯びた計画へと具体化できるようにまでなります。

むろんウォーキングが唯一の方法ではないかもしれませんが、こと「ひらめく」ということのために歩くことが効果的なのは、誰よりもわたし自身が実感しています。


実際、わたしがいまのような快適な人生をエンジョイできているのは、四〇代のころからライフスタイルの中に運動する習慣を取り入れてから。それ以後も、毎朝欠かさずにウォーキングする習慣を続けているから、いまなお「ひらめき」にはこと欠かない生活を送ることができているのです。

とくに熱海では、夜明けとともに一、二時間のウォーキングをしたあとで、わたしはそのまま自宅に引いた温泉に入ります。

すると、ただでさえ快楽ホルモンで興奮状態になっている脳に、温泉の快適さが加わ

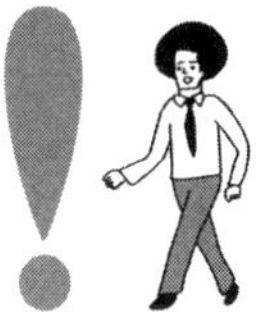

ります。それから仕事を始めるのですが、その状態でどれだけアイデアが盛りだくさんになるかは言わずもがなでしょう。

歩くたびに「あれをやろう」「これをやろう」と楽しいアイデアが本当に生まれますし、そのアイデアはそのまま仕事モードに入ったときにどんどん活用されていきます。

そう考えると、別にわたし自身がアイデアマンであるとか、クリエイティブな人間というわけではないのかもしれません。ただ脳がひらめく瞬間を、もっとも効率的な形で仕事に活用しているだけなのです。

わたしたちは「歩き続けた」からこそ、生き残ることができた

ここで結論を言うと「あなたも歩きなさい」ということになるのですが、読者の皆さんは、どうして「歩く」と「ひらめく」がこれほどまでに連動しているのだろうかと疑問に感じるかもしれません。

それは決して不思議なことではありません。この進化が起こった理由はわかりませんが、**わたしたちは脳内にこのメカニズムをつくったからこそ、厳しい環境変化の中でも生き残ることができたのです。**

つまり、人類進化の過程の中で、ホモ・サピエンスという種族だけがどういうわけか「歩くとオピロイド系ホルモンが脳内で分泌される」という特徴を持つに至った。その結果、ホモ・サピエンスという種族だけが生存競争の中で生き残ったわけですが、わたしたちはその子孫だからこそ、同じ能力を持って生まれてきているのです。

ちょっとわかりにくいかもしれませんので、もう少し経緯を説明しましょう。

〝人類〟といえば、いま地球上には、わたしたちの種族しか存在していません。だから唯一絶対と思われがちですが、実はアフリカでわたしたちの祖先が直立歩行をしてから現代に至るまで、進化の過程では多くの〝人類亜種〟と呼べる種族たちが生まれています。

その中でも、たとえば〝ネアンデルタール人〟として知られる種族がいました。彼らはわたしたちホモ・サピエンスに最も近い近縁種とされ、およそ二〇万年前から二万数千年前に至る時期に、ヨーロッパから西アジアで生活していたことがわかっています。

一方で、我々と同じホモ・サピエンスは、およそ一五万年くらい前には登場していたと言われます。たとえばフランスでは〝クロマニヨン人〟と呼ばれる我々同様のホモ・サピエンスが発見されていますが、時期は四万年前くらいと新しいものの、進化過程を考えれば〝ネアンデルタール人〟と〝ホモ・サピエンス〟つまり人類は、ほぼ同一の地域内で共存していたと考えられるのです。


想像してみてください。たとえば雑木林に行けば、同じ甲虫であるカブトムシとクワガタムシが共存していますが、それと同じ状況だったのです。ちょっと近所を散歩すれば、人類亜種たちがそこで平然と暮らしている。「やあ!」と挨拶したか、食料を奪い合ったかは知りませんが、とにかくそういった時代があったことは事実なのです。

にもかかわらず、人類亜種のほうは絶滅し、ホモ・サピエンスは生き残りました。それは一体どうしてでしょう?

中には「戦争をした」と言っている科学者もいますが、それを明らかにする証拠はありません。

証拠から確実に言えるのは、わたしたちの祖先がその後の氷河期を通して全世界にくまなく広がったのに対し、ネアンデルタール人のような人類亜種は極めて一地域に生存圏が限定されていたということです。どうしてそうなったかといえば、**まさしく我々が「歩き続けることができる」という能力を手に入れたからに他なりません。**

すなわち環境が変化し、その地域で得られる食料が少なくなった。このときわたしたちの祖先は、「では、他の地域に移動しよう」と自らの足を使って移住を行なうことができた。人類亜種のほうはそれができなかったからこそ、限られた環境で滅んでいくしかなかったと、わたしは考えるのです。

でも移住するなんて簡単なことではないか？ ——現代人のあなたは、そう単純に思ってしまうでしょう。

そう、一時間、二時間、休んでまた一時間、ときには一泊して、また朝に歩き続ける……と、大変ですがわたしたちはそれを決して不可能なこととは思いません。それを続ければ、やがてはいつの日かパラダイスに辿り着けるのではないかと思えます。

しかしそれは「歩くことによって快楽ホルモンが分泌される」ということを、わたしたちがすでに経験から受け止めているからなのです。

考えてもみてください。当時の生物たちにとって、「どこかに理想の楽園がある」などということを誰も保証してはくれません。半日も歩けば、「そんな場所があるわけないよ」と断念してしまうのが普通ではないでしょうか。むしろ「待っていれば、すぐにもと通りの環境に戻って豊かに暮らせるようになるさ」と考えてしまうのが妥当ではありませんか？

つまり〝何の保証もない〟のに、あえて〝移動するという苦痛〟を受け入れようとする生物はいないのです。前にも述べたように、最も原始的な脳である「爬虫類脳」は、黙っていれば「より快適なほう」を選ぶのですから、これも当然のことでしょう。

そうして〝じっと待っている〟のほうを選び、残った人類亜種はそのまま絶滅していった。これが起こったことのすべてではなかったかと、わたしは思います。

しかしながらわたしたちの祖先は違いました。その違いは〝歩くこと〟が、〝苦痛ではなかった〟ということ。それどころか、**歩くたびに脳内が快楽ホルモンで満たされ「もう間もなく理想の楽園に辿り着くぞ」とか、「その楽園はきっとこんなところだよ」と、**

〝ワクワク〟するような気持ちで歩くことができたからではと思います。

その結果、人類の祖先は世界各国の〝楽園〟に辿り着くことができました。「歩くことによって快適になる」ということは、これほど大きな進化の産物だったのです。

「歩くほどにアイデアが出る」脳の法則

初期のころの人類にとって、仕事とは、狩猟であり、採集である、という活動です。すべては「食い扶持を稼ぐ」という活動ですから、本質的にはビジネスパーソンが机に座ってする仕事と何ら異なるものではありません。

狩猟というのは、わたしも趣味としてハンティングをしているからよくわかりますが、山野を歩き回って獲物を探す、非常に過酷な労働です。同じく採集にせよ、やはり森や草原を歩き回って、木の実や野草などを探す重労働になります。

その中で〝仕事〟に必要な「ひらめき」というのも、やはり「歩くこと」に伴ってうながされる必要がありました。

つまり、狩猟の途中で「今日はあの山に獲物がいる気がするな」とか、採集の途中で「あら、もう梅の花が咲いているわ、それならば川のほとりに行けば、ひょっとしたらツクシがとれるかもしれないわ」とか、まさに歩きながらいろいろなことに〝ひらめく〟必要があったのです。

むろん「今日もひょっとしたら、手ぶらで帰ることになるんじゃないかなあ……」とか、「もう歩き疲れたよ。帰りたいよ」なんていうネガティブな気持ちで、下を向いて歩いていたのでは、せっかくの「ひらめき脳」も機能してはくれなかった。だからこそ生き残るために脳内では快楽ホルモンが分泌され、歩いているときに「ひらめき脳」が最も活動する状態がつくられたのです。

つまり、こういう図式になるでしょう。

「歩く」→「快楽ホルモンでモチベーションが高まる」→「ひらめき脳がアイデアをうながす」

これを手助けするように、わたしたちの脳では「歩きながらの情報収集を容易にするシステム」まで開発されました。それは大脳を包んでいる網目状の神経組織「ＲＡＳ」と呼ばれる部分に備わった機能です。

この機能を一言で言えば、〝必要な情報のみを取捨選択する〟というもの。たとえば「お金持ちになりたい」という目標が大脳辺縁系の自動目的達成装置にインプットされている人は、新聞を何気なく眺めていても「投資セミナー開催」などという情報を素早くキャッチしますし、「恋人がほしい」と願っている人はパーティなどに出席すれば、好みの異性を瞬間的に発見したりします。

だからこそ目標が実現する可能性はぐんと高まるのですが、やはりその効果が最も発揮されるのは〝歩いているとき〟なのです。

それは当然です。なぜなら視覚や聴覚から入ってくる情報は、歩いているときのほうが何倍も多くなるからです。たとえば、わたしは週末に東京に来たときは、時間があればフラッと一人で〝銀ブラ〟に出かけることがあります。そうすると銀座の町は情報の宝庫ですから、おそらくはインターネットなどを使っているときより、何倍もの情報が目に飛び込んで来ます。それこそ見るものの出会うものが生の〝視覚情報〟ですから、これは理解しやすいことでしょう。

つまり、「新しい服が欲しいなあ」と思っているときは、自然とブランドショップのウィンドに目が留まりますし、「穴場のレストランが見つからないかな」と思っているときは抜群の嗅覚でいいお店を探し出します。「最近はどんなことが流行っているのかな」という意識のときは、広告とか、若い人の様子とか、不思議とそういうところに目が留まります。

このように、無限の情報の中から必要なものだけを自動的に探し出してくれるのが、RASの機能なのです。わたしはほとんど使用することはありませんが、インターネットであちこちのサイトを検索するより、そこらを歩き回ったほうが効果があるように思えてなりません。

この機能も、おそらくは人類の祖先が「歩きながらひらめくこと」を必要としていたから、発達したものでしょう。

というのも、森の中を歩いていたって、風景や意味合いこそ違うものの、そこは銀座のように視覚情報であふれています。その中から、かすかな獣の通った跡を見つけたり、小さな木の芽の息吹を見つけるのは、並大抵ではありません。

しかし、人類は「歩いてひらめく」メカニズムを進化させることによって、それをいとも簡単にやってしまえる体質を手に入れているのです。しかも脳は「快楽ホルモン」に満たされた状態にありますから、「あれを見つけられたらな」「これを手に入れたいな」という欲望も非常に高まります。

実は「歩く」と「ひらめく」は、これほど合理的にシステム化され、わたしたちの身体の中で上手に機能しているのです。わたしはよく「アイデアが思い浮かばない」という人たちに、「歩いてくればいいんじゃないの」と示唆しますが、いい加減なことを言っているのではなく、科学的に理に適ったことを提案しているわけです。

ウォーキングすることで、頭もよくなる

「アイデアが思い浮かばなければ、歩いてみればいいんじゃないの」という提案について触れましたが、実際は、古今東西、**多くの賢者たちが「歩くこと」によって、素晴らしい「ひらめき」を得ていることが知られています。**

有名なのは、散歩中に「リンゴが落ちた」と気づくことによって、万有引力の法則を発見したニュートンでしょう。まさにRASの力によってヒントを見出し、快楽ホルモンや「ひらめき脳」の力で歴史を変える大発見をした。そのエピソードは、本章で述べたことを実証する、最も有力な例と言えるかもしれません。

ただ残念ながら、このニュートンの逸話は、どうもつくり話らしいということが最近有力視されています。しかしながら、ソクラテスやプラトンといったギリシャの哲学者たちや、あるいは近代哲学者のカントなど、〝歩きながら考えた〟といわれる哲人たちは世界中にいました。

ドイツにも日本にも、「哲学の道」と称される歩道がありますが、これもやはり「アイデアが欲しければ歩いてみる」ということを、多くの人が実践してきた結果でしょう。

実はわたしたちの誰しもが、本当は歩くことの効果を身体で知っているのです。

読者の皆さんの中にもいると思います。たとえば「どうしようかなあ」と悩んでいるとき、腕を組んで、熊のようにウロウロ部屋を歩いてしまう人。またアイデアに煮詰まったときなど、席にじっと座っていられず、自然とオフィスの外へ出て行ってしまう人も多いのではないでしょうか。

おそらくこれらは、「歩きながら考える」という古くからの習慣が、わたしたちの遺伝子の中に深く根づいている証拠なのです。

こんな場合は、自分を押さえつけず、そのままどこかに散歩に出かけてしまったほうがとにかく効果的でしょう。

会社勤めでそれが無理のようなら、せめて通勤途中に一つ前の駅で降り、そこから歩くという生活習慣を取り入れでもしたら、それだけでかなり仕事もはかどると思います。

先に述べた哲学者たちも、ただ歩くのではなく、それ自体を毎日の習慣として実行していた人たちです。

そして彼らが偉大な実績を残したということは、その理由も科学的に大いに納得できるものがあります。どうしてかというと、**「歩けば頭がよくなる」ということも、科学的にはある程度証明されている事実だからです。**

これは海馬の中で分泌される、「ＢＤＮＦ」というホルモンの効果によってわかってきたことです。

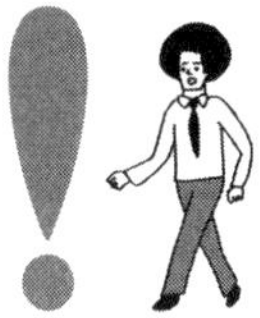

ＢＤＮＦとは、「brain-derived neurotrophic factor」の略ですが、「neurotrophic factor」とは「神経の栄養分」ということ。つまり海馬の中の細胞のエサとして、その活動量を高めてくれるのがこのＢＤＮＦなのです。

海馬とは先も説明したように、脳の中で情報のやり取りを行なう器官です。その活動量が増えれば、当然のように、多くの情報を取り出し、より多くの情報と結び付けることができるようになります。

それはすなわち「頭の回転が速くなる」ということであり、優れたアイデアだって、ポンポン出るようになりますよね。

ＢＤＮＦは机に座って考えているときにも分泌されますが、それ以上にウォーキングのような運動をしているときに、最も大量に分泌されるのです。だから歩けば歩くほど頭は切れるようになるし、デスクワークなどで動かなくなったら、その時点で頭脳はどんどん退化していきます。

わたしは、受験生に対するアドバイスとしても、何より〝歩くこと〟を推奨しています。しかも歩いているときに暗記テープなどを聴くのでなく、快楽ホルモンに任せて、大学に入ったときの素晴らしい未来をイメージするようにする。そのあと脳内がＢＤＮ

Fに満たされた状態で勉強すれば、何倍も効果的な学習効果が期待できるでしょう。

さらに加えると、歩くことを習慣づければ、「サイトカイン10」というホルモンの影響で、健康的な肉体も保つことができます。

「それはひらめきと関係ないのでは？」と思われるかもしれませんが、肉体が老いると、わたしたちは自信を喪失し、自然と将来への意欲を失っていくのです。そうすると「ひらめいても意味がない」ということになりますから、「ひらめき脳」の活動も衰退していくことになります。

だとしたら、**やはり「歩く」ということを習慣にするのが一番。たったそれだけで、何歳になっても若くいられ「ひらめき体質」もどんどん活発になるのですから。**

楽しく歩かなければ意味はない！

ここで注意してほしいのは、わたしが「歩きなさい」ということを提唱すると、「しなければならない」とか、「やらなければアイデアが生まれない」と厳格にとらえ、何か過酷な命令を実行しているような気持ちでウォーキングする人も多いことです。

確かにわたしは現在も、熱海で朝四時ごろに起き、一、二時間のウォーキングをすることを続けています。終わった時間に準備をして、そのまま新幹線で東京に出ても、十分に一般の会社に通勤できる時間ではあるでしょう。

しかしながら、わたしの家の周囲には、それこそ幸せな気分で歩ける美しい海岸があるし、冬でもさほど寒くない熱海の環境もあります。

しかも現在は作家活動の身分ですから、朝が早い反面、夜早く寝ることもできます。

実を言うと会社員時代から朝のウォーキングは行っていたのですが、そのころも「わたしは新幹線の終電がありますので」と言えば、その時間に合わせて仕事を切り上げられる立場にありました。現実問題として、若手の社員で、忙しい職種に就いている人たちは、そう簡単にはいかないという問題もあるかもしれません。

しかし、やろうと思えば、いくらでもそういうスケジュールはつくれるものです。早起きを習慣にする、残業をしない。どれもあなた次第で簡単に実行できます。

ただ、「何でこんなに朝っぱらから」とか、「仕事をサボっているけどいいのかなあ」などと、**マイナスの気持ちを抱えたまま歩く習慣をつくっても、それでは脳が「楽しく**

て仕方がない」という気分にはならないでしょう。大昔の軍隊の八甲田山の演習ではありませんが、それこそ憂うつな気分で歩くことになってしまいます。

そうではなく、どんなやり方でも構わないですから、むしろ「楽しく歩ける」ことを優先して、自分なりの歩く習慣をつくってほしいのです。そのほうが「ひらめき脳」には、よっぽど効果的な影響を与えることができます。

わたしの友人に、ハギジン出版という出版社を経営している荻原英昭さんという男性がいます。彼も職業がら、早朝ウォーキングはなかなかできないし、平日まとめて歩く時間も、やはりうまくつくることはできませんでした。

そこで彼はどうしたかというと、週末に逗子や鎌倉などに行き、一時間から二時間くらい、まとめて歩くような習慣をつくったのです。これならムリにならないし、自分の好きな場所を散策できるので、楽しい気分で歩くことができます。

たったこれだけでも、効果はみるみる表れます。減量に成功し、メタボリックが解消された、などというレベルの話ではありません。彼はそのノウハウを『口ぐせウォーキングで8キロダイエット』（ハギジン出版）という本に著し、わたしの解説まで加え、しっかり版を重ねるほどの成功を収めるまでにしてしまったのです。

これもおそらくは、歩くことによって「ひらめき脳」がうながしたアイデアだったのでしょう。

歩くことの効果は、少なくとも四五分くらいのまとまった時間がないと、なかなか得られないものです。

だとしたら平日にムリな時間をつくって歩くより、自分が最も快適になれる場所を見つけ、休日にその地を訪れて歩くようにすればいいのです。

世界的に見ても、アメリカ人など、毎日のように歩く習慣を持っています。そしてスイス人などは、平日でなくむしろ週末に山へ出かけるような習慣を持っています。こういう場合でも十分「ひらめき脳」を刺激することはできるのです。

歩く場所というのは、森や海岸など、自然に恵まれた場所が一つの理想です。

しかし、あなたが快適な気分になるなら、それこそどんな場所でも構わないと思います。たとえば「お金持ちになりたい」を目標に描く人は、将来のイメージに通じる、代官山や白金台のようないわゆる高級住宅地へ赴き、風景を観察しながら歩いてみるのもいいでしょう。あるいはアイデアを求める人なら、銀座の町や、人の少ないオフィス街などを休日に歩いてみるのもいいかもしれません。

いずれにしろ重要なことは、歩くことによって「ワクワクする」ということ。

素晴らしいアイデアがひらめくのであれば、どんなやり方でも、どんな場所でも、それはまったく構わないのです。

脳に「刺激」を与えていますか？

よく「歩くこと」について聞かれることに「スポーツジムなどのウォーキングマシーンではいけないのか？」という質問があります。

もちろん運動自体は同じなのですから、効果は変わりません。「快楽ホルモン」も脳内で分泌されますし、時間や場所を確保しづらい人には、仕方のない選択である、ということは言えるでしょう。

それでもやはり、外の変化する風景を見ながら歩くことが理想です。

どうしてかといえば、そのほうがとにかく楽しいと思いませんか？

なぜ外の風景を見ながら歩いたほうが楽しいのでしょう？　それは**変化があったほうが、脳はそれだけ刺激されるからです**。だから同じ歩くのでも、ときどきはまったく違う景色の中を歩いてみたり、自分が行ったことのない土地を歩いてみたほうが、脳に対する刺激もずっと多くなるのです。

そして刺激が多いほど、「ひらめき脳」も快活に働くようになる。その結果、いいアイデアが生まれる可能性も高くなるのです。

このように「脳に刺激を与える」という効果は、何も歩いている時間に限りません。あらゆる生活の場面場面において、〝変化〟を取り入れたほうが、脳は快活に働くようになります。

わたし自身の仕事を考えてみても、一年に一〇冊以上も本を書き、数多くの新しいセミナーを行ったり、大勢の優秀な人たちを巻き込んでプロジェクトを始めたりというのは、熱海に居を構えた時期から始まっています。

普通であれば、めまぐるしい東京を離れて熱海に来たのですから、脳内に与えることができる刺激は少なくなったように思うでしょう。しかし、わたしの場合はそうではありませんでした。

そもそも現在の熱海の家を購入したときのポイントは、通りを一本隔てた向こう側が海岸といういい環境。しかもオフィスとして使用している二階の部屋は、海側がガラス一枚貼りの大きな窓になっており、デスクに座わって仕事をしていても、常に目線の高さのところにオーシャンビューが広がっている状態になります。

ここで特筆すべきは、海の風景の変化の激しさです。一日の天気の変化や季節の移り変わり、その日の状況によって、海は本当に様々な顔を見せます。一時も同じ表情でいるときはないほどです。

さらには、よく意識して目を海にやると、すぐそばにあるマリーナから新しい船が出ていくのを発見したりもします。つい双眼鏡を手に取って、「いい船だな。一体誰が乗っているんだろう?」などと確認してしまうこともしょっちゅうです。

この海の景観が何気なく目の片隅に映っているだけでも、実は脳に心地よい刺激が送られているのです。気分だってマンネリになるのことはないし、「ひらめき脳」は実に快活な気分で仕事をしてくれます。

それに対して、殺風景なオフィスの一室に閉じこもり、パソコンや何かの書類と向かい合いながら一生懸命にアイデアを出そうとしている状態。これでは「ひらめき脳」もふさぎ込んでしまって、いい案が出て来ないのも当然ではないかという気がします。

〝独房の犯罪者状態〟で、いいアイデアが生まれるわけがない！

人間の思考というのは、**常にその人間が置かれている空間に支配されています。**

犯罪心理学でよく知られた例ですが、たとえば何か悪いことをして捕まえた人を、二週間くらい独房に入れておくとします。すると狡猾だった犯罪者も、どういうわけか悪知恵が働かなくなり、素直に自分の罪を自白してしまうのです。

これも限られた空間で〝変化のない生活〟を強いられることで、「ひらめき脳」の威力がすっかり封じ込まれることの影響でしょう。

「アイデアが出ない！」と嘆いている方は、自分自身をそんな〝独房の犯罪者状態〟に陥れていないかよく考えてほしいのです。

毎日のように同じ職場で、そこにいるのは同じ顔ぶれ、そんなマンネリ化した環境の中で〝いつもと変わらない〟仕事を続けている……。

会社から帰るのは、いつも残業が終わった深夜。いまさらどこに寄るわけでもないし、電車の中でいつもの風景を見つめながら、まっすぐ自宅に帰る……。

家に帰ったら、そこで待っているのは、いつもと変わらない部屋。何となく食事をして、何となくテレビを見て、就寝する。朝に待っているのは、昨日と同じ生活……。

こういった日常では「ひらめき」など、起こりにくいとは思いませんか？

わたしは数年前に、北海道の別海というところにログハウスをつくりました。

実のところ、最初はこのログハウスを、それこそ〝独房〟のような形で使おうと思っていたのです。というのも、つい忙しさにかまけて、読書がおろそかになっていた。そこで隔離された環境に自分を追い込めば、読まずに溜まった本を一気に読破できるのではないかと考えたのです。

ところが、実際にこの地へ来てしまうと、本を読むどころではありません。雄大な森の風景や、大空を舞うタンチョウヅルやオジロワシ、あるいはログハウスの付近にときおり顔を出すエゾシカやキタキツネたち。

そしてわたしが勉強時間に充てている朝には、もやの中の原生林の風景が、ゆっくり白々と明くなっていく、幻想的な自然界のショーが展開されるのです。

こんな生活空間の中で、「本を読もう」とはとんでもないことでした。わたしは、ただこの景色を見ながらぼーっとして、何もしない時間を過ごしていることがほとんどなのです。

それならば、このログハウスに来ること自体、非生産的なのでしょうか？

夜明け前の時間帯に限らず、わたしが北海道にいるときは、ほとんど仕事とは関係のない活動をしています。現地にいる仲間たちとハンティングや、フィッシングをしたり。そうでないときは、カメラを持ってひたすら動物たちを追いかけたり、夜は暖炉に火をくべ、ゆっくりくつろいでオン・ザ・ロックをちびちびやっていることもあります。

確かにこういった無意味に思える時間の中で、「ひらめいた！」という瞬間が訪れることは滅多にありません。ところがそんな時間をつくったあとで、熱海に戻って、日常の仕事に戻るどうなるでしょう?

「よし、こういう計画を実現化させよう」と、これまでずっと頭の中で眠っていたアイデアが、次々と具体性を伴って発火し始めるのです。

つまり、北海道の別海という環境で、ぼーっとしていた時間でも「ひらめき脳」は無意識の中であらゆる可能性を探り、素晴らしいアイデアを実現させる準備作業を延々とやってくれているのです。

わたしはこれを「非日常の効果」と呼んでいますが、いままでと違う空間や体験を日々の生活に組み込むことによって、「ひらめき脳」は従来のあなたが考えもしなかったような発想を、他ならぬあなた自身の思考で生み出してくれます。


そんな、自分自身の思考力を超えることなど起こるわけがない、と多くの人は思うでしょう。しかしわたしたちは、脳をまだまだ本当の意味で使いこなしてはいません。そのためには「考える」という作業がどういうことなのか、そのメカニズムをよく認識しておく必要があります。

「非日常」が、画期的なアイデアを生むのはなぜか

〝思考する〟ということが科学的にどういうことかというと、それは「脳細胞のネットワークをつくる」ということになります。

思考する際に使用される脳細胞は「ニューロン（神経細胞）」と呼ばれ、幹のような本体と、そこから突き出した〝枝〟の部分から成り立っています。わたしたちが何かを考えると、枝の部分から「シナップス」と呼ばれる結び目がニュッと生まれます。これが他のいくつもの脳細胞と結びつき、その上を電気信号が流れていく……。

これが「思考する」ということのメカニズムです。わたしたちの脳内には一四〇億とか、一説には四〇〇億という膨大な数の脳細胞があると言われていますが、これらの結びつき方の無限のパターンが、わたしたちの思考をつくり出しているのです。

「ひらめく」ということを考えてみれば、これは当然ながら、**いままでに存在していな**

かった〝新しいシナップスのパターンが創出される〟ことに他なりません。

たとえば簡単な話、Aという仕事の問題をずっと抱えていた人が、たまたま本を読んでBということを学んだとします。「ひらめき脳」は常に自分の問題を解決しようと活動していますから、ひょんなことでAの思考配線とBの新しい思考配線が結びつき、新しいCというアイデアを生む。

このとき「そうか！」という、「ひらめき」が訪れるわけです。

しかしながら、Aという仕事の問題に対して、ほとんどワンパターンに、それに関連するようなことにしか頭を使っていない人は、出てくるアイデアもまったく従来と変わらないものになります。同じような思考回路を切ったりつなげたりしているのですから、生まれるアイデアがまったく新鮮でないのは当然のことでしょう。

ところが**「非日常」を生活の中に組み込んだ途端、いままでとはまったく別の思考パターンが頭の中に生まれるのです。それが自分の考えている問題と結び付いたとき、新しく生まれるシナップスのパターンは、それこそ自分自身にすら想像できないものになる**のは当然のことです。

簡単な話、仕事のことで悩んでいるあなたが、週末に行ったことのない場所に行き、まったく知らない体験をしてみる。仕事とは関係がなくても、すでに頭の中にはたくさんの〝思考パターン〟が生まれていることでしょう。

そして脳の情報は、「これは仕事」「これは趣味」なんて、ラベルが貼られてわけられてはいません。ですから、**仕事の悩みを解決したい「ひらめき脳」は「海馬」を使って、新しく得た思考パターンを含めた様々な情報から、悩みの解決策を探し出します。**

画期的なアイデアが生まれるのも、これなら納得できるでしょうか？

考えてみれば、わたし自身は一年を通してありとあらゆる「非日常」をライフスタイルに取り入れています。クルージングに、ハンティング、フィッシングに、スキー、カメラ、ドライブ、サックスフォーン……と、そのバリエーションは毎年増えてさえもいます。

何のことはない、**わたしが「ひらめき」を連発できるのは、実はただ〝人一倍遊んでいる〟という結果に過ぎないのです。**〝楽しんで、ひらめく〟のですから、これ以上素晴らしいこともないと思いませんか？

次章では、そんな〝遊び〟を伴った「ひらめく習慣」をつくる楽しい工夫を、皆さんに紹介したいと思います。

第4章

よりひらめくためにできること

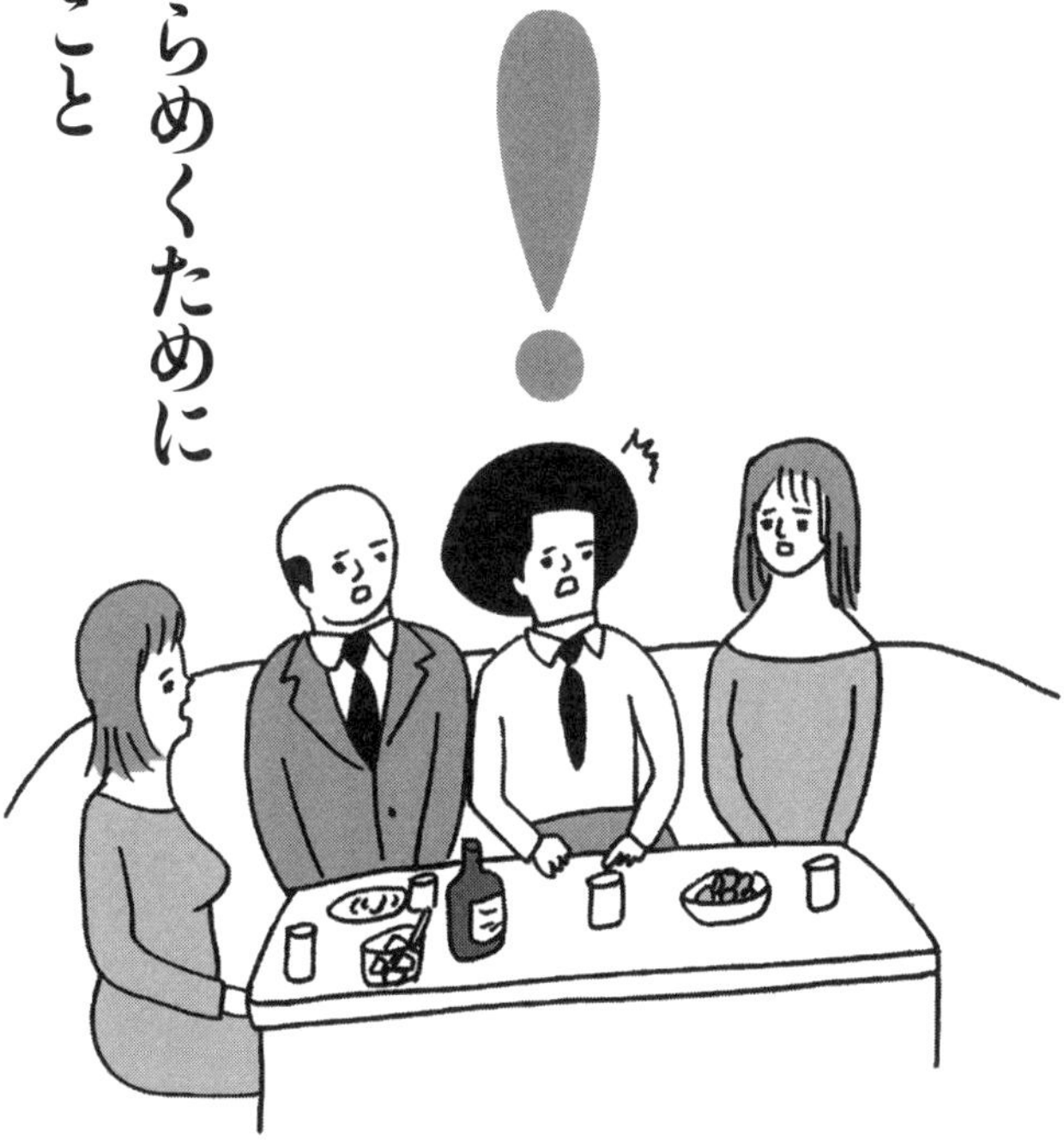

誰だって子どものころは「ひらめき」の達人だった

どんな人だって、子どものころは「ひらめき」の連発だったと思います。皆さんも遠い過去を思い出してみれば、思い当たる記憶があるはずだと思います。

どこからか集めてきたガラクタで不格好なオモチャをつくったり、友達同士で好き勝手な遊びを楽しんだり、人形に名前をつけて物語を空想したり……。「宇宙飛行士になりたい」とか「看護婦さんになりたい」と、将来の自分の姿を自由奔放に描くこともできたはずです。

これらはすべて、「ひらめき脳」が大脳辺縁系や大脳自体を働かせて生み出した、「ひらめき」の一つなのです。

子どもは脳内の情報量自体が多くありませんから、出て来るアイデア自体は幼稚かもしれません。しかしその分、発想の革新性は、どんな大人だって敵わないのではないか

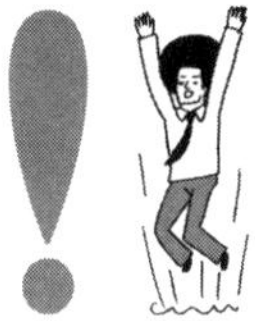

と思います。実際子どもの絵を見れば、「どうしてこんなことを考えられるんだろう」と感心させられることもしばしばですよね。

どうして子どもがひらめくかといえば、それが成長のために必要な要素だからです。前章の最後に述べたように、**「ひらめき」の本質とは、ニューロン同士の新しい連結パターンが創造されること。それはすなわち〝いままでに考えられなかったことを考えられるようになる〟ということですから、これは脳自体の成長を意味することでもあるのです。**

むろん、子どものころは誰でも、新しい思考を覚えることの連続です。歩き方を覚え、ご飯の食べ方を覚え、言葉を覚え、友達と共同作業をすることを覚える……。そのたびに「ひらめき」、つまり成長が必要になるのですから、大人のわたしたちが「アイデアが出ない」などと悩むのがつまらない問題に思えてしまうほど、「ひらめき脳」がフルパワーで回転するように求められているのです。

だからこそ子どもの「ひらめき脳」は、あらゆる知識を渇望します。

前章で述べたように、どんな「ひらめき」も、わたしたちが見聞きして脳内に保存された情報からしか生まれて来ないわけです。もともとその情報量が少ない子どもたちは、とにかくありとあらゆる知識を吸収しようと、目に見えるすべてのことを〝知りたがり〟ます。

これがすなわち、「好奇心」なのです。

たとえば電車の窓に身を乗り出して、母親が困った顔をしていようが「あれは何?」と、質問をし続ける子どもの姿を見ることがあるでしょう。実際にそんな我が子に手を焼いている親御さんも、読者の中にはいるかもしれませんね。

この「なぜなに病」も、他ならぬ「ひらめき脳」から発せられた、〝より快適に生きるための欲望〟なのです。

我々大人は、目の前のものが何であるかをわからなくても、平然としていられます。しかし子どもたちにとっては、それを知ることで、ひょっとしたらいつもの何倍も自分を成長させられるかもしれないのです。現実はどうあれ、その可能性を脳が知っているからこそ、「何でも知りたい」という欲望を生じさせます。

とにかく貪欲に知識を吸収し自らを成長させる「ひらめき」をうながそうとする。そ

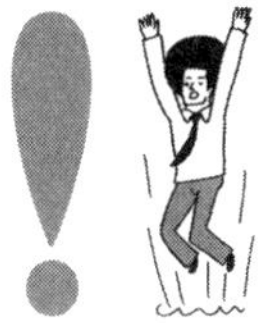

れが子どもの「ひらめき脳」に見出せる、強力なパワーの秘密なのです。

ネオテニーの効果を使いこなす

しかしながら大人にだって、やはり「ひらめき」は必要です。

だからわたしたち大人が**子どものような好奇心を持ち、「あれは何だろう？」「これは何だろう？」とやればやるほど、自らを成長させるアイデアが生まれやすくなるのは当然のことです。**

そして実際に、画期的なアイデアを生み出した多くの創造者たちが、やはり〝子どもっぽかった〟ことでも知られています。

発明王のエジソンしかり。世界的に有名なＩＴ企業を創立したビル・ゲイツやスティーブ・ジョブズしかり。日本でもソニーを立ち上げた井深大さんや、ホンダの本田宗一郎さんは、やはり好奇心の固まりでした。

逆に、周囲のことに何ら関心も持たず、好奇心のかけらも感じない。それでは「ひらめき」を得る欲求からも、どんどん遠ざかっていってしまうことになるのです。

ところが、本当は誰しもが脳の中に、少年や少女の心を残しています。

これを心理学では「ネオテニー」と呼んでいます。

ネオテニーがあるから、わたしたちは様々な場面で出会ったものに「ワクワク感」を持ちます。たとえば冒険ものの映画を見て、「すごいなあ」と思う。ちょっとしたことに対して、「どうしてだろう?」と疑問を持つ、あるいは豪華な家やクルマなどを見て、オモチャを欲しがるような感覚で「わたしも、ああいうのが欲しいなあ」と憧れる……。

このときわたしたちの脳内では、自らの成長を渇望する「ネオテニー」の力が湧き出しています。

しかし、大人の思考を身につけているたいていの人たちは、そんな「ネオテニー」を論理で押し込めてしまっています。

「あんな冒険旅行を自分もしてみたいな――でも、あれは空想上の物語りだから」

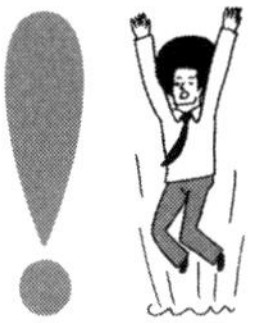

「キレイな空だなあ。でも、どうして空は青いんだろう？――まあ、そんなこと自分に関係ないし。どうだっていいか……」

「自分もいつの日か、あんな豪華な家に住んでみたいなあ――でも、いまの給料じゃ夢のまた夢だし。まあ、お金持ちになったからって幸せとは限らないから……」

誰しもが気づいていないのは、こうしたネオテニーの消去が、知らず知らずにわたしたちの成長の機会を奪っている、という事実です。

たしかに子どものころは、〝宇宙飛行士になりたい〟とか、〝野球選手になりたい〟などと、その実現の可能性すら考慮せずに、わたしたちは思い思いの夢を見ます。もちろん、そんな夢を持った子どものうち、本当にその夢を叶えるのは数パーセントに過ぎないでしょう。

しかし「宇宙飛行士になりたい」という夢を持った子どもは、科学に興味を持ち、それをモチベーションにして多くの知識を身につけていきます。「野球選手になりたい」と夢を持った子どもも、体を鍛え、それを成長のモチベーションにしていくでしょう。

大人になっていくうちに、夢はまた別の分野に向いていくのかもしれません。しかし、大人になるまでの成長の過程で、子どものころの「～になりたい」という気持ちは重要な起爆剤になっているのです。

「子どものような気持ち」を持ち続けるとどうなるか？

では、ネオテニーが発する願望を打ち消さなかったら、人はどうなるのでしょう？

たとえば、わたしは子どものころ、カメラという道具に非常に憧れていました。しかし、いまのように携帯電話にすらデジタルカメラがついている時代などではありません。カメラを趣味にしている人なんて、それこそお金持ちしかいないような時代だったのです。

そんなわたしが、大人になって再びカメラと出会います。

とくにスイスでライカというカメラを見つけたときには感激し、〝何とかこのカメラを使いこなし、いい写真が撮りたい〟という、強い欲望を心に抱いたものです。

もちろん、当時の仕事と、写真を写すことには何の関係もありません。しかし海外出張に行った折にも、時間を見つけてはカメラ片手に町並みを歩いていたわたしは、ひょんな縁で写真集を出版する機会を得てしまったのです。これには、ちょうど内戦前の旧ユーゴスラビアなど、ほとんど日本人の行っていなかった場所に行けたことも幸いしました。

しかし、わたしのカメラ熱は、そんなことでは終わりません。

というのも、写真集を出したとはいえ、基本的に自分の写真はスナップです。「プロは一体、どのように写しているんだろう」ということを疑問に感じ始めたのです。

そこでひらめいたのが、「学校に行く」ということでした。

機会が訪れたのは、六八歳になり、もうすぐ会社の役員職を引退する時期になったころ。それまでもわたしは大学の夜間クラスへ通ったり、大学院へ通ったりということをしていたのですが、なかなか午前中の時間を使って通学することはできませんでした。

しかし時間的な余裕ができたこともあり、東京工芸大学の写真別科で、カメラに関する専門的な技術を学ぶことにしたのです。ここはプロを目指す人が学ぶ、本格的なところです。

結果、わたしの世界は圧倒的に広がりました。

ちょうどこの学校を出たあとくらいから、わたしは「作家宣言」をして、本拠を熱海に移し、フリーという立場で活動をしていくことになります。

そして「本を書くこと」と「写真を撮ること」は、わたしの中で、本格的な活動として展開していきました。熱海に住んでいることを利用して、富士山が美しく見える場所に車で行っては、写真を撮り続けていたものです。

すると、やはり「ひらめき」はたくさん出てくるのです。

「モデルを使って、もっと芸術的な写真を撮りたいな」「写真と作家活動を組み合わせられないだろうか？」「そのうち個展など開けないものか……」

もちろんこれらは、ことごとく実現していきました。

北海道にログハウスをつくってからは、タンチョウヅルやオオワシやオジロワシなど、ダイナミックな鳥類の生態写真を撮ることに成功しました。また今年になってからはカナダ北極圏まで赴き、オーロラを撮影することにも成功しています。これらの新しい写真を、またいつか皆さんにお披露目する機会もあることでしょう。

ネオテニーに素直に従ったことは、これだけの成長の機会をわたしに与えてくれたのです。人生全般にとって、その影響は決して小さなものではないとわたしは思っています。

すべての興味を肯定する

「ひらめき脳」である「視床下部」は、大脳辺縁系の中で「扁桃核」という器官とつながっています。

この「扁桃核」から生じるものは、科学的には〝情動〟と呼ばれる強い感覚です。

たとえば何かを恐れたり、不快に思ったり。前述したとおり、それも「ひらめき脳」の〝快適に生きよう〟とする目的を阻害する要因ですが、そのときも「扁桃核」からは、「怖い」とか「イヤだ」という強い感覚が発せられています。

逆に「これに興味がある」とか「これをしたいんだ」という、強い嗜好性の反応も「扁桃核」からは発せられます。それもやはり「ひらめき脳」が望む快適さと関連するのですが、だとしたら**その方向には、ひょっとしたら人生を変える大きな「ひらめき」があってもおかしくはないのです。**

そこで毎日の仕事をしているあなたが、何かのことにちょっとした興味を持ったとする。

それは何か勉強会の案内かもしれないし、テレビや本などで気づいた、興味や研究対象かもしれません。あるいは職場で感じた、素朴な疑問であるかもしれません。

「扁桃核」は素直なもので、嗜好性を持ったものにはその通りに反応し、そうでないものには一切反応しません。

いつもの仕事にあなたは「退屈だなあ」などと思っている。一方で、発見した〝別のもの〟には、なぜだかわからないけれど、ワクワクして仕方がありません。

だとしたら、「ひらめき」が待ち構えているのはどちらだと思いますか?

しかし、現実は「忙しいからなあ」という大脳の合理思考で、多くの人がせっかくのサインを棒に振ってしまうのです。これは非常にもったいないことではないでしょうか。

実はわたしは、**これからの時代に本当の成功者となれるのは、こんな「ひらめき脳」のサインをムダにしなかった人だけではないかと思っています。**

どうしてかといえば、ヒトの平均寿命は現在八〇歳くらい。いまの生命科学の発展を考えれば、人生一〇〇年の時代はすぐにやって来ることでしょう。

その中で、会社に在籍していられるのは、だいたい六〇歳くらいまで。新卒から一貫して勤め上げた年数と同じだけの年月が、皆さんの人生にはまだ残っているのです。その時間を、これから一体何に使いますか？

年金生活をするにしても、もちろんさほど豊かにはなれません。それでも、ひょっとしたら皆さんは現役時代に何億ものお金を稼いで、定年後も悠々自適の生活を送れると思っているかもしれませんね。

でも、そういったライフスタイルではなかなか幸せを感じるのは難しいはずです。

なぜかといえば、〝何かの役に立っていないから〟です。

ではどうやって何かの役に立てばいいかといえば、やはり何らかの仕事をするしかありません。それは必ずしもお金を稼ぐことでなくていいのかもしれませんが、ボランティアにせよ、家族の中で何らかの役割を果たすにせよ、**「生涯現役」でなければ、一〇〇歳まで幸福でいるライフスタイルを築くことはほぼ不可能でしょう。**

しかしながら会社は六〇歳くらいまでの間しか、皆さんの面倒を見てはくれません。主婦をしていた方も、お子さんたちは自立していることでしょう。するとこれからは、自分自身で何かできることをしていかなければならないのです。

「会社の仕事しかやったことがない」「主婦として家を守ることしかできない」という人たちが、果たして残りの長い人生を、豊かに暮らすことができるでしょうか？

「仕事」という言葉に、とらわれていませんか？

たとえば四〇歳くらいのビジネスパーソンが、たまたま夜空の星を見上げたとき「宇宙って広いなあ。そういえば、昔は天文学者になりたかったんだよなあ」と、ふと思ったとしましょう。かつての「ワクワク感」を思い出し、何かを始めたくて仕方がありません。

そこで天体望遠鏡を購入してきて、天体観測を始めます。それこそ子どものころは、お父さんに「望遠鏡を買って」とせがんでも、双眼鏡しか買ってもらえなかったかもしれません。しかしある程度の経済力がある現在なら、その気になれば何か始めるのは簡単でしょう。

休日に車を出して郊外へ行き、日が落ちたら早速、天体観測。奥さんには「子どもの教育のためだ」なんて言って、実際は自分で本を買い込んだりして勉強をするわけです。

そのうち同人会などに参加して、勉強の輪は次々と広がっていきます。人脈も広がるでしょうから、中には仕事上での付き合いにも発展していくケースなどもあったりと、現在のポジションを押し上げてくれる可能性も出て来るかもしれません。いずれにしろ趣味の分野で、仕事の分野でと、この人は楽しみながら定年までの社会人生活をまっとうしたとしましょう。

さあ定年後、時間はできました。ならばということで、この人は本格的に大学に入り、天文学を勉強し始めます。やがては大学で教えるようになり、あるいは本を書き、しかもそれが研究者ばかりの硬い内容でなく、ビジネスパーソンのころのセンスを活かした、わかりやすいものだったからベストセラーになり……。

そんなことが本当に起こりえるのでしょうか？

わからない、としかわたしには言えません。

それでも〝一つの会社で、ずっと相も変わらない生活〟だけをしてきた人に比べれば、「ひらめき」の機会は確実に多くなります。その結果、起こることのバリエーションは、いま述べたでき過ぎたものでないとしても、数限りなく存在すると思うのです。

わたし自身のことを述べれば、もともとは東京農大で生化学を勉強し、そのあとはビジネスの世界で研究職とマーケティング職を行ったり来たりしていました。海外も含めて会社は何度か変わったし、その合間に大学で講師をやっていたこともあります。

そして定年間際になって〝勉強のやり直し〟を計りますが、最初に挑戦したのは経済学です。それがＭＢＡの資格にまでつながったのですが、今度は一転して、生理学や健康学などサイエンスの勉強を充実させていきました。

実はそれらの経験はすべて、いま現在の作家活動につながっているわけです。すべてが頭の中でつながって「ひらめき」の度合いをただ大きくした。その結果ではないかと思います。

八〇歳くらいになったらケンブリッジに入学し、考古学でも学ぼうと思っていますが、その結果、また大きな「ひらめき」が生まれるかもしれません。

そう考えると、多くの人は「いま現在、与えられている仕事」や「会社での仕事」にとらわれ過ぎてしまっているのです。

「銀行で働いている人にとって、生物への興味なんて関係ないかもしれない」
「一般的な出版社で日本人向けの本をつくっている編集者にとって、英語を勉強することは無意味かもしれない」
「専業主婦にとって、世界経済の勉強は関係ないだろう」

しかし、**違う世界に一歩踏み出してみて、「ひらめき脳」がどんなアイデアをつくり出すかは誰にもわからないことなのです。**もしあなたが本当に興味のあることだとしたら、ひょっとしたら大きなチャンスを棒に振ってしまうかもしれません。

生活にもっと「遊び」を取り入れてみる

ネオテニーは言ってみれば〝子どもゴコロ〟ですから、それが向いているところは「仕事」ではなくて、「遊び」です。ですから「ひらめき」を得たいわたしたちにとっては、何より〝遊ぶこと〟は重要な要素となってきます。

しかし「遊び」というものを誤解してはいけません。なぜなら子どもたちにとって、「遊び」もまた、自分自身の成長をうながすための活動なのです。だから大人が何かの仕事をしているのと同様〝社会的な役割〟の意味を子どもたちの「遊び」は担っています。

どういうことかというと、動物たちの「遊び」を見ればわかります。

たとえばライオンの子どもたちも、仲間同士でじゃれ合って遊びます。しかしよく見ると子どもたちは楽しんでいるようで、お互いに爪を立てたりして、キズだらけになっていることすらある。それもそのはずで、こういった遊びには、大人になって狩猟をするためのトレーニングの意味も含まれているのです。

こう考えると、**たとえば子どもたちがお絵描きをして遊ぶのにも、大人になって必要な創造力を育むための要素があるし、鬼ごっこのような遊びにも集団生活を学ぶためのトレーニング的な要素があります。**とくに原始時代の狩猟から近代まで、男性は大人になって〝闘う〟ということを余儀なくされていましたから、男の子の遊びには〝戦闘〟や〝競争〟を予期させるものが多いのは興味深い事実です。

むろん、それらの遊びは大人から強制されたものではなく、「ひらめき脳」からの強い欲望が、わたしたちの子ども時代にそれらを選ばせるのです。「より快適に生きるために、いち早く成長したい」という本能が、子どもの遊びへの欲求を刺激しているのでしょう。

そうして考えてみると、遊びの中にはたくさんの「ひらめき」があります。

わたしだって少年時代は、北海道の農家の悪ガキの一人に過ぎません。そのころの「遊び」といえば、もっぱら野原を駆け回ったり、川でサケなどを獲ったりといった類です。

時効だからお話しますが、一度など炭坑でもらってきたダイナマイトを大爆発させて、気絶して上がってきたサケを大量につかまえたこともありました。まさに「ひらめき」の発想だったのですが、ときにはこのように〝命をかけてまで〟学ぶべきことを学んでいったのです。

こう考えると、通常の大人が考える「遊び」では、「ひらめき脳」を刺激するものとなりえないのが、よくわかるでしょう。

たとえば、いつもの仲間と毎度のように飲みに行っては、会社や上司のグチを言う。あるいは気分転換に、パチンコ店に行ったり、マージャンをやったり、テレビゲームをやったり……。

むろん気分転換の意味合いは否定しませんし、マージャンやある種のテレビゲームに、それなりの思考力が要求されることも事実でしょう。かといって、それが自己成長の起爆剤とまでなりえるかといったら、わたしはやはり疑問に思います。

他にビジネスパーソンの「遊び」として、多くの人が思い浮かぶのがゴルフではないかと思います。ただ、趣味にしている方には申し訳ないのですが、わたしはどうしてもこのスポーツに興味が沸かず、七六歳のいままで、ほとんどのめり込むことはありませんでした。

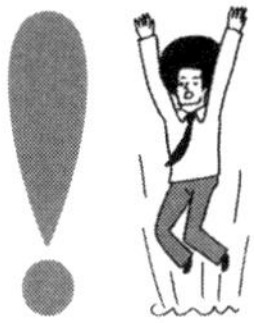

もちろんスポーツとしては、悪いものではないでしょう。しかしながらゴルフには社交的な意味合いも強く感じられ、自分の限界に挑戦して、そこで「ひらめき」を得て成長するということに関しては、何となく違和感を感じるのです。

でも「大人の遊び」なのだからそれでいいのでは？　という意見もあるでしょう。しかし**徐々にネオテニーの気持ちを忘れてしまうわたしたちだからこそ、本当の意味で「ひらめき脳」の力を生かせる「遊び」を、生活の中に取り入れてみてはどうかと思うのです。**

では、そんな「遊び」の条件とは何か？

難しいことを言うつもりはありません。**その条件はたった一つ、「自分一人で、どのくらいその遊びにのめり込めるか」ということなのです。**

自分自身を成長させる遊びの秘密とは?

わたしはよく自著の中で、自分自身が人生において体験してきた「遊び」について触れています。

それを並べていけば、きっと仰天されるようなものになるでしょう。

若いころに出場した自動車のラリー、ハーレー・ダビッドソンでのツーリング、アフリカから北極圏にまで及ぶ広大な地域でのハンティング、ヨットやクルーザーでのクルージング、カメラ、スキー、フィッシング……。

七六歳になった現在でもポルシェのようなスポーツカーを乗り回しているし、船は現在でもちょくちょく操縦しています。北海道でクマ猟に参加もすれば、スキーだって国際A級の腕前です。ロシアの「ミグ」という戦闘機で大気圏の外に出たのは二〇〇六年のことですし、昨年からはサックスフォーンの演奏にも挑戦しています。

しかし、これら「遊び」の本質は「冒険しろ」ということでも、「お金をかけた遊びをしなさい」ということでもありません。

そうではなく、**何歳になっても〝生身の自分〟がたった一人で何かと向き合い、そこで〝何らかの成長を遂げることができるか〟ということこそが、ネオテニーにつながる「遊び」の意味なのです。**

たとえば単純な話、ドライブという「遊び」なら多くの人が経験していると思います。車を持ってない人でもレンタカーなどでドライブに行った経験のある方はいるでしょうし、免許を持っていない人でも、恋人の車に乗せてもらったり、あるいは両親や友達の車で出かけた経験はあることと思います。

しかし〝誰かと一緒にドライブした〟という経験の先にあるものは、恋人でも家族でも友人でも、結局は〝誰かといることの楽しさを感じた〟ということなのです。

むろんそれはとても素晴らしい経験ですし、わたしもそういう時間を持つことは大好きです。ただ〝ドライブという「遊び」を「ひらめき」のきっかけにした〟ということとは、少し違います。

わたしの場合ですが、誰かと一緒にドライブをするだけでなく、一人で車を運転して出かけることがよくあります。それこそ熱海から小田原方面に行けば、「箱根ターンパイク」という実に気持ちのよいフリーウェイがあります。熱海に置いてある自慢のアウディTTクーペ3・2クワトロは、その道を実に軽快に走っていきます。

するとそこで経験するのは、「恋人とおしゃべりを楽しんだ」という感覚ではなく、車内で自分との対話を楽しむように空想したり、通り過ぎる風景を感じながら様々なイメージを高めていくという、別種の経験です。

こんなドライブのあとだと、仕事について新しいアイデアをひらめくということがとてもあります。それは**同じ運転することでありながら、脳の中ではいつもと違う思考配線をつくる意味合いがあるということ。**読者の皆さんに勧めたいのは、そういう別種の「ひらめき」に通ずる遊びなのです。

一人の時間を楽しむことができるか？

「遊び」の本質は、もちろん〝楽しむこと〟にあります。

そして多くの人が考えてしまうことが、「一人で遊んだって楽しくない」ということ

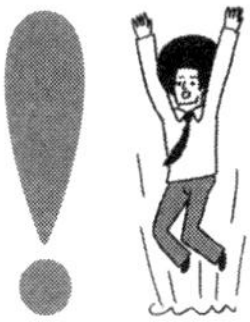

でしょう。それはまさしく現代文化の中で〝誰かと一緒でなければ楽しめるわけがない〟と、わたしたちが大脳思考でものを考えるようになった影響ではないかと思うのです。

その証拠に、一歳から二歳の子どもたちを見てください。彼ら彼女らは、まだ人間関係をつくる段階まで大脳が成長していませんから、もっぱら「遊び」は一人。しかし、それでも純粋に活き活きと「ひらめき脳」を刺激させているではありませんか。

「ひらめき」を生む遊びの原点は、まさしくここにあるのではないかという気がします。

考えてみれば、仲間うちで飲みに行く、ゴルフに行く、遊園地に行くにせよ、多くの人が普通に「遊び」として経験することは、家族なり恋人なり友人なり、本質は〝人間関係を楽しむこと〟にあるでしょう。

もちろんそれは大切なことですし、「ひらめき」と人間関係については、本書の第6章でも述べていくテーマでもあります。

そして一方で〝「ひらめき」をうながすための一人遊び〟など、ほとんどの方は意識することもなく、日常生活を過ごしていることでしょう。

定年になり、**会社勤めを終えた男性が一気に老けこんでしまうのは、「一人で遊ぶ術」**

をまったく身につけてこなかったことにも影響されているとわたしは思います。いつもの飲み友達がいなくなり、ゴルフのお誘いもなくなり、そのとき「自分にはもう、楽しめる人生が残されていなんだ」と思う。結局は何をやっても「面白くない」ということで、静かな老後へと自分を追い込んでしまいます。

「たとえ自分一人でも、自分の時間を十分楽しみ、成長させていくことができる」ということを、わたしはもっと多くの人に知ってもらいたいのです。

これは簡単に試してみることができるのです。

たとえば、別に用事がなくとも、行ったことのない街を一人で歩いてみる。目に入る情報はすべて新しいものですし、その中から「あのお店、面白そうだな。ちょっと入ってみようか」などという気づきを得たなら、それも一つの「ひらめき」に違いありません。

実は、こういった一つひとつの新しい「ひらめき」は、あなた自身の脳内で、すべて「大きなひらめき」へとつながっていくのです。そうした独自の経験をつくっていくことこそ、何より大切なことだと思います。

しかし、「いつものように街を歩く」では、「ひらめき」もどんどんマンネリ化してい

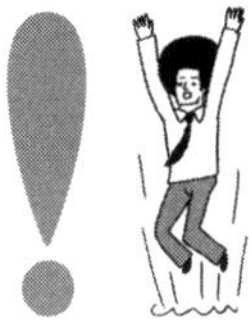

くし、「ひらめき脳」はもっとより刺激的な経験が欲しくなります。

そうなってくると、次は「今日は森の中を歩いてみよう」とか「山にでも登ってみよう」とか「今度はカメラを持って行ってみよう」などと「遊び」自体も進化していくことになるでしょう。

そうして行き着く先が、わたしのように、「ワクワク」がとまらない「遊び」の数々になる。これは別に何のことはありません。**ただ〝より面白い遊びをしたい〟と、「ひらめき脳」が求めるままにしていただけのこと。**

お金がかかる……なんてとんでもありません。だって「遊んで」「ひらめく」たびに、結果としてそれらはすべて収入となってはね返って来ていたのですから。**自分自身を成長させるための「遊び」だったら、それとともに自分のステージが上がっていくのだって当然のことなのです。**

むしろ「遊び」に責極的に挑戦していなかったら、いま現在のわたしはなかったと思います。

のです。

「仕事」と「遊び」に境界線はない

「遊び」によってネオテニーを呼び覚ますことで、わたしたちは「ひらめき脳」を刺激し、成長を遂げる……それを理解した上で、あなたには再び本書の冒頭へ遡ってほしいのです。

わたしは会議の場を朝のホテルのラウンジに移し、部下にざっくばらんに意見を述べさせることを試みました。それによって各自が自分の頭を使って考え、アイデアを出していったことは、すでに述べた通りです。

一体わたしは、彼らにどんな場を提供したのでしょうか？

そう、まさしく「遊び」の場なのです。

会社を離れた場所で、時間外であるとはいえ、そこに集まっているのは仕事のメンバーであり、話し合っていることも仕事の内容です。

しかし、**それぞれが自由に考え、思い思いに発言できるようになったことで、この場**

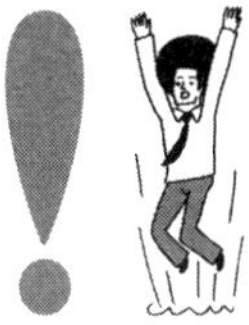

に導入されたのは「遊び」の感覚なのです。だからこそ、「もっとこうしたら面白くなるのではないか？」という「ひらめき脳」の奥底にある願望が爆発し、彼らは新しい思考パターンを次々と生み出すことになったのです。

「仕事に〝遊び心〟なんて、とんでもない……!!」大脳中心の論理思考しかできない人は、すぐにそういうことを言います。

でも、少し考えてみてほしいのです。たとえば、ある会社の経理部で働いている人が、決算書をまとめているときに、ちょっと気になった数値を発見したとしましょう。不景気で、その会社は全体的に今期の利益が落ち込んでいる。なのに、とある小さな部門だけ去年よりずいぶんと売上が伸びているのです。

とはいえ小さな部署ですし、全体の額としては微々たるもの。ほとんど左遷されたような人が配属されているような部門だし、そこで何か目立った動きがあったわけでもない。だから経営者を始め、誰一人として気にしていないように見える……。

だけど、この経理部の人は気にかかるのです。

一体、なぜなんだろう？　と。

この好奇心こそ、ネオテニーが発している子どもの心と同じワクワク感なのです。

選択枝は二つしかありません。

疑問を解決するのは自分の仕事ではないし……と、好奇心のフタを閉じてしまう。

遊び半分で軽く調べてみよう……と、平常業務に差し障らない範囲で行動してみる。

さあ、大きなビジネスチャンスを発見するのは、どちらのタイプだと思いますか？

実は誰も気づかなかった、隠れたニーズのようなものが、小さな商品に存在していた。

それを企画書にして会社に提案したら、ものすごい利益を稼ぎ出すかも……。

いやいや、それよりもこれを一つの取っ掛かりにして、何か新しいビジネスを独自に始められないか？

もちろん、ひょっとしたら大した原因は見つからないかもしれません。しかしながら、**好奇心を持ち、動き出すクセのついている人ほど、何かを発見する機会が多くなるのは確かだと言えます。**そもそも、動き出さない人には何も起こるわけがありませんよね。

「遊び」というのは、それが成長の糧となる子どもたちにとっては、仕事と同様のものだということを述べました。

ということは、大人のわたしたちにとっては、逆に「遊び心」を仕事の中でこそ失ってはいけないのです。そうでないと自分の仕事が〝与えられたもの〟でしかないマンネリなものとなり、自らの成長の機会も失ってしまうことになりかねません。

わたし自身の頭のなかで起こっていること

実を言うと、わたし自身は「仕事」の話をするのが、とても苦手です。

その逆に「遊び」の話をし出したら止まらないくらい、好きなことばかり喜んで話します。

ところが仕事を意識していないかというと、そうでもありません。いまでも新しい本を次々に出しているし、自分自身の研究活動も続けています。しかも二〇〇八年からはＮＰＯ法人「口ぐせアカデミー」を立ち上げたくらい。実際は事業も大きく広がっています。

なのにどうして仕事が意識されていないかといえば、そもそもわたしにとっての「仕事」とは、ほとんど「遊び」と同様のものだからです。それゆえ毎度のように、仕事として多くの額を稼ぎ出すことがこれら遊びの中に散りばめられています。

つまり「遊び」と「仕事」は、わたしの中では確実に連動しているのです。本のテーマとなることだって自分が好きで研究を始めたことですし、たとえば船でクルージングしたり、パーティをするのだってわたしにとっては「遊び」ですが、そこに招待した人たちが、仕事上の重要なパートナーになったりもします。

それはいまに始まったことではありません。

たとえば、わたしは昔から狩猟を趣味にしましたが、四〇歳くらいのときには、これをテーマにした本を一冊書いています。「カメラ」「音楽」「ウォーキング」、すべて楽しんでやっていることですが、それぞれの分野で、同じようにわたしは本を書いています。

要は「遊び」だろうが「仕事」だろうが関係がない、すべてはわたしが「ひらめき脳」の欲望にしたがってやっていることであり、どれもが自分を成長させる〝面白いこと〟

なのです。それをただ本能に従ってやっているから、わたしは自分自身を限りなく成長させることができたのだと思います。

ひょっとしたら第三者が見て、わたしを「努力しているなあ」と思った人がいたかもしれません。

たとえば熱海に住んで間もないころ、わたしには「本を書きたい」という願望がありましたから、早朝の三時半ごろに起きて書き物をして、ウォーキングに出かけたのち、毎朝九時までに東京の会社へ出社するという時代がありました。端から見れば、このスケジュールはとてもハードに見えたことでしょう。

でも、当人にとっては、まるで違ったのです。

結局わたしは、〝面白いから〟朝早く起きて執筆をしていたのであり、やはり〝面白いから〟現役を引退せずに、役員の仕事を続けていたのです。

朝から晩まで遊んでいる人を差して、「大変だなあ」などと皆さんは思いますか？

それでも多くの人にとって、「仕事」が〝大変なもの〟であり、「遊び」が〝大変な労働の気分転換にやるもの〟であるというのは、やはり「ひらめき脳」にちゃんと従っていないからです。

大脳の理屈で考え、「仕事」を常に経済活動や、会社から与えられる義務的なものとしか考えられない。「ひらめき脳」はいつも押し込められた状態で、自分自身を成長させるような「ひらめき」はまったく生まれていません。

どうして、そうなってしまうのでしょうか？

確かに会社に行けば、仕事にはつまらない要素が多いのかもしれません。あなたをイライラさせるような人間関係すらそこにはあるのでしょう。

そんな快適でない環境の中で、あなたはいつも「ひらめくこと」ばかりを求められている。それは相当苦痛なことでしょう。

しかし、あなたの「いま現在」を否定してしまっては、そこから何も始まらないのです。

あなたの「ひらめき脳」は、「より快適になること」を常に渇望し、子どものような好奇心で、成長の機会をいつもうかがっているのです。大切なことは、いまその場所で、自分の脳の最も古い部分にある、「内なる小さな声」に耳を傾けてみることだと思います。

次章ではそのためのヒントを詳しく説明しましょう。

第5章

「ひらめき脳」が悦び続ける毎日をつくる！

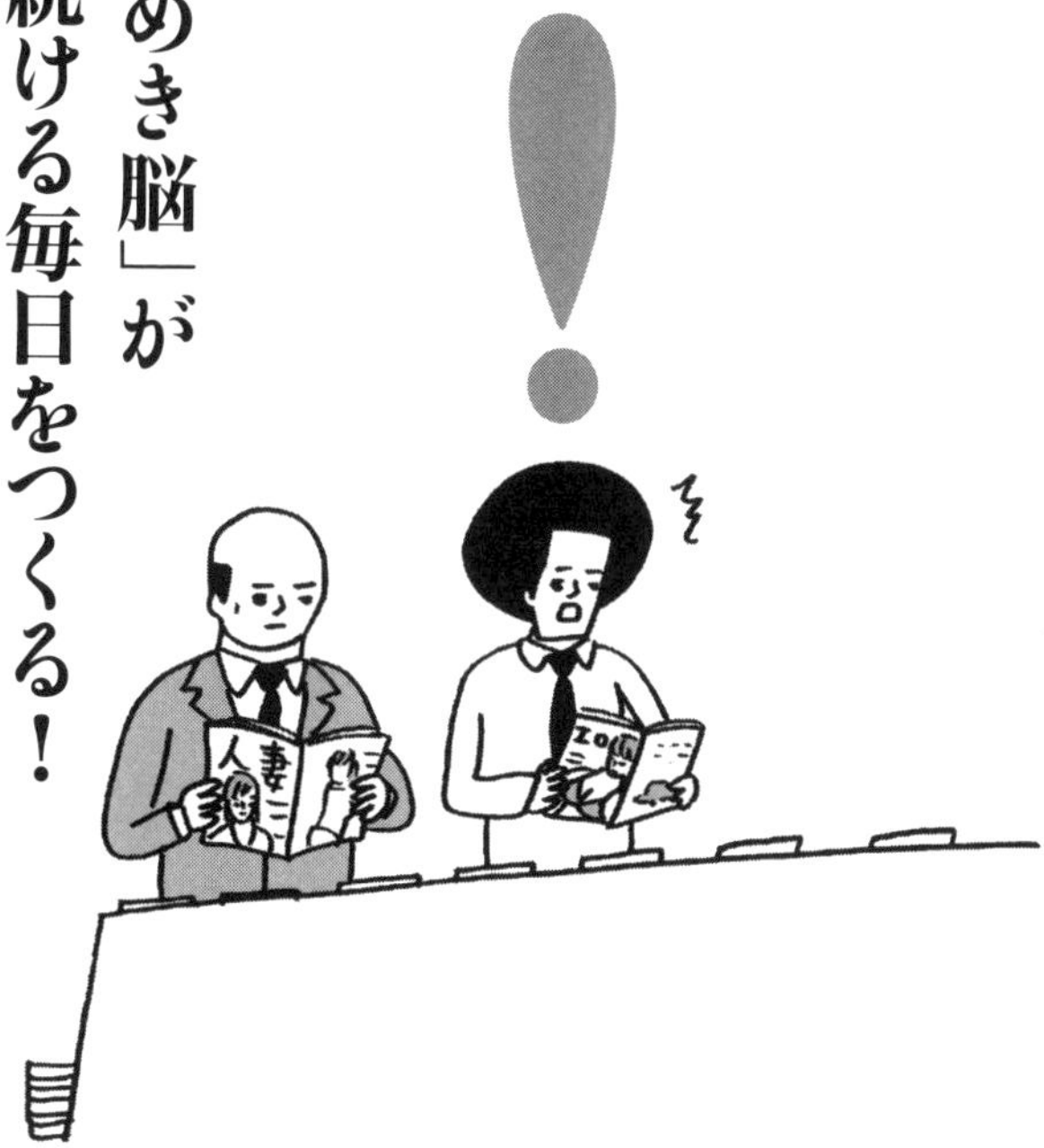

人は、まったくの偶然に何かを「ひらめく」ことはない

ここまで本書を読んでくだされればおわかりの通り、「ひらめき」というのは、わたしたちの脳のなかから沸き起こるものです。**そこには「ひらめき脳」の望む、〃より快適な生き方を目指す本能〃があり、これに連動した「海馬」による素晴らしい情報処理があります。**

だから間違っても、「ひらめき」がどこからともなく突然やって来ることはありません。必ず、わたしたち自身の中にある何かが「ひらめき」の要因となるのです。

皆さんは「セレンディピティ」という言葉を、聞いたことがあるかもしれません。

これは何か探しているときに、まったく別の価値がある何かを発見すること。たとえば日常の仕事をやりながら、「おや、これは企画になるかも」と、新しい別のアイデアをひらめくことが「セレンディピティ」になるわけです。

「セレンディピティ」という言葉は、まったくの偶然に、幸福へのチャンスをつかむ意味合いでもよく使われています。ふとしたことで「ひらめき」が起こり、それが大きな飛躍につながった。まるで奇跡のようなチャンスが舞い込んできたような状況を指すのだと思います。

面白いことに「セレンディピティ」という言葉は、もともとスリランカの「三人の王子」という童話が語源になっているそうです。そもそも当時のスリランカを差す地名が「セレンディップ」だったということですが、お話の王子たちは、冒頭で国を救うものを探す旅に出かけるのですが、それは結局見つけることができません。

しかし、旅の途中で様々な体験をしたことが、結果的には国を助けることになった……というお話なのです。

この物語で語っていることも、〝まったく偶然に何かをひらめき、それが自分自身の成功に結び付く〟ということではありません。**自分の中に必ず「ひらめきたいもの」のイメージがあるからこそ、わたしたちは結果的に「ひらめく」ことができるということなのです。**

それは、本当にまったく違うことをやっているときかもしれませんし、誰かと話しているときかもしれません。 またはテレビを見ているときかもしれないし、わたしのように何かをして遊んでいるときかもしれません。

しかし、まったく考えてもいないことに対して、わたしたちはアイデアを出すことはできない。いままで興味すら持たなかったことに対して、何かを見出すこともできないのです。

偶然がきっかけでも「ひらめき」を得るためには、必然として「前提となる思考」が、あなたの脳の中になくてはならないのです。

「ひらめき」は関心のないことからは生まれない

「ひらめき」にはその前提となる思考が必要なのだ、ということは、第3章で説明した「ＲＡＳ」の仕組みを考えてみるとよくわかります。

「ＲＡＳ」とは、大脳辺縁系に備わった、必要な情報のみをふるい分ける機能でした。

これによって「お金持ちなりたい」と常日ごろから考えている人は、それに関連する情報を無意識のうちに取捨選択するようになります。

たとえば小説を本屋さんに買いに行ったついでに、『〇〇で儲かる』という本を見つけて、それがたまたま知人が言っていた話と結びつき、「これだ！」という「ひらめき」が起こる。

あるいは、お金とは全然関係のないパーティなどに行ったとき、初対面の人と話していて、思わぬヒントに「おやっ？」と感じて、「その話、詳しく聞かせてくださいよ」と、のめり込む。

それら偶然に得たチャンスが成功のきっかけとなったときに、「セレンディピティ」などと言われるのですが、**実のところ何のことはない、ふだん頭のなかで考えていることに対し、「ひらめき脳」が反応してくれた成果なのです。**

たとえば『〇〇で儲かる』という類の本は、多くの人が目にしたことがあるでしょうし、ビジネスチャンスになったという話も、まるでないわけではないと思います。

それではどうして「ひらめき」が起きない人が多いのでしょうか？　それはその人た

ちが「お金持ちになる方法はないだろうか？」と、真剣に考えたことがないからです。

確かに、あとで〝チャンスをつかんだ人〟の話だけを聞けば、わたしたちは「羨ましいなあ」とか、「自分にもそういう奇跡が起こったらなあ」ということを思います。

しかし、本当は奇跡でも何でもないし、チャンスをつかんだ人が幸運だっただけでもない。ただ「そのことを、常に頭の中で考えていた」という話なのです。

人間の脳は、本当に何もしていなくても、無意識に本人の関心があることだけを、せっせと拾っています。一方で関心のないことは、片っ端から捨てていきます。

ですから「ひらめきたい」という人が、やるべきことは簡単なこと。ただ、何を〝ひらめきたいかを明確にして〟そのことをいつも頭のなかで考えていればいいだけの話です。

たとえば何らかのアイデアを出したい人ならば、本当は「情報収集」などということも必要ないのです。ただひらめきたい考えを頭に詰め込んだら、それこそ街中をブラブラと歩いてみればいいだけなのです。

そうすれば必要なネタは、自然と脳のなかに集まって来るのですから。

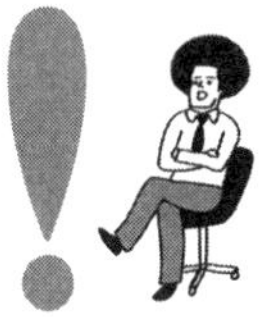

アイデアのために、「情報収集」なんて必要ない！

情報収集が必要がない？

企画開発の仕事に携わっている人は、そんなことを聞くとビックリしてしまうかもしれません。

でも、わたしのところに訪れる編集者たちを見ていると、「ひらめき」に優れている人とそうでない人の差は、ハッキリと表れているような気がします。

たとえば、「先生、何かいい企画ありませんかねえ？」と、半ばわたしに救いを求めるようにやってくる編集者もいる。非常に潔く、ある意味気持ちもいいのですが、わたしはあえて言います。

「何だよ。それをつくるのが、編集の仕事じゃない！」

すると、こんな答えです。

「いやあ、先生の本を何か企画しようと思ったんですが、一生懸命に情報を集めても、一体何をやればいいのか思いつかないんですよ。何かないですかねえ……」

それならこんなこと考えてみたらいいんじゃない……と、わたしのほうでも何か提案してみる。そこから編集者もアイデアを仕切り直し、具体的な仕事が動き出す、こんなことはよくあります。

間違ってほしくないのですが、別にわたしは、そういう編集者たちを「能力がない」と言っているわけではないのです。現に、ヒントを出してあげさえすれば、わたしにも思いつかなかったくらい、素晴らしいアイデアに溢れた本をつくってくれる人もいるのです。

要は「ひらめきを出そう」とするところの、出発点が違っているだけなのです。

それでは「アイデアマン」と評されるような編集者は、どんな感じで企画を立てているのでしょうか?

別に彼ら彼女らは、「佐藤富雄という著者に、どんな企画を持っていくべきか? とにかく探してみよう!」という具合に情報収集するわけではないのです。

その頭のなかにあるのは、根本的に「よし売れる本をつくるぞ!」という、強い願望

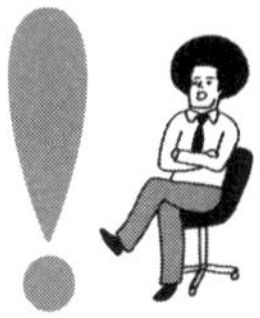

があるだけ。それとともに「売れるテーマは何だろう?」とか、「どんな著者がいいだろう?」という、様々な思考の断片が頭のなかに散らばっているのです。

あとは書店などにちょっと出かける。

「このテーマは面白そうだな」。「これを誰に書かせたら、売れる本ができるだろう?」

こんな感じで「ひらめき」がアトランダムに訪れて来るのです。

そこで「このテーマを佐藤富雄という著者に書かせたら売れる本ができるかも!」と、わたしに白羽の矢が立ったとき、彼ら彼女らは優れた企画を持ってやって来るわけです。

もちろんわたしのところだけでなく、多くの作家先生のところへも、そういう流れで押しかけているのでしょう。

ここで重要なのは「アイデアを出そう」と一念発起して行動を起こすことではなく、むしろ「ふだんから習慣として、アイデアを出したい対象について、どのくらい頭を使っているか」のほうです。

さらに興味深いのは、「アイデアマン」と呼ばれる優秀な編集者にとって、「企画を考えること」は、毎日の生活の一部だということです。

たとえばある編集者の言を借りれば、映画を観ていても、たとえば友達と話していても、つい「本の企画ネタになるのでは？」と考えてしまうとのこと。そこまでくると、もう〝編集バカ〟と呼べるかもしれません。

ともかくも、**その人の創造力や発想力の度合いよりも、こういった身に染みついた思考習慣のほうがずっと大事だということです。**前述した通り、「ひらめき」は偶然ではなく、必然のこととして本人にやって来るのですから。

たとえば、読者の皆さんが「いつの日にかビッグになりたい」なんて夢を持ち続けていたとする。何かの機会に大きなビジネスチャンスをつかみ、それがきっかけで起業でもしたら、夢は叶うのかもしれません。

しかし、現在の自分がやっていることとまったく関係のないビジネスチャンスや、まったく興味のない起業のネタを、偶然キャッチして「ひらめく」なんてことが果たしてありえるでしょうか？

これはほとんどありえないでしょう。あなたの脳内には、その「ひらめき」を誘発する土台もないし、それについて思考する習慣すらできていません。

何度も言うように、海馬はすべて「あなたの頭のなかにあるもの」を組み合わせて、新しいアイデアをつくり出すのです。どこか他の場所にいくら美味しいネタがあったところで、頭のなかの海馬は、それを見つけることができないのです。

「いつか面白いことが起きないかなあ」などと、偶然のセレンディピティばかりを期待する人は、すでにその点で間違っているのです。

では、どうしたらいいか？

そこで前章の終わりで述べた、**「いま現在を否定しない」ということが、「ひらめく土台」としてとても重要になってくるのです。**

「ひらめき」の土台は、〝いま現在の自分〟にある

なぜ、学校というものがあるのか、あなたは疑問に思ったことがあるでしょうか？

確かに国語、数学、理科、社会……と、学校で習った知識の多くは、実社会で仕事をするようになったら役に立たないかもしれません。だから「無意味な勉強はやる必要が

ない」とか、「もっと仕事に直結することを勉強するべきだ」という見識を述べる人たちも少なからずいます。

しかし、この議論は根本から間違っていると、わたしは思います。まず学校で頭に詰めるのは、〝基本情報〟であるということ。わたしたちは「頭のなかにある情報」を使ってしかひらめくことはないのですから、土台に何もない状態で社会に出たって、優れたアイデアを出していくことなどできません。たとえばＩＴや会計に必要な〝数学的思考〟を、そもそも〝算数〟の知識のない人に求めてもムリなのです。

もう一つ重要なのは、**学校の勉強には、知識そのものよりも、社会に出る前に「脳細胞の配線パターンを頭のなかにつくっておく」という意味があります**。すでに第３章でそのメカニズムは説明しましたが、学校で様々な問題を考えれば考えるほど、脳のなかでは〝様々な思考に対応できる回路〟が開発されていきます。

社会に出て、**新しい問題に直面したとき、この〝すでに開発されている回路〟を持つか持たないかは、ハッキリとした差になって表れます**。確かに〝思考が凝り固まって旧来の思考パターンから抜け出せない〟という人もいるでしょうが、それでも「学業すべてをおろそかにした人が成功しにくい」というのは、学歴の話ではなく、脳の発達過程から見た場合の科学的事実でもあるのです。

それでも「学校をロクに出ていないのに、ビジネスの世界で成功した人が大勢いるではないか」と言う人がいるかもしれません。発明王のエジソンとか、あるいは自動車王のヘンリー・フォードとか、日本でも松下幸之助さんや田中角栄さんなど、学歴はなくとも成功した人は大勢います。

しかしながら、**そのぶん彼らは、学校でできなかった勉強を、人一倍独学で行なっていることも事実です。脳内の思考配線をまったくつくらずに、怠けているだけで成功した人など、この世に存在していません。**

かく言うわたしも、一四歳から一七歳までの一時期ですが、実は、学校へ行かないで、独学していた時期があったのです。

いや、独学だなどというのはおこがましいかもしれません。当時のわたしは、一生を実家の農業に捧げるつもりでした。戦後期の混乱で、まともな教育も復活していないような時期だった、食料不足も蔓延していましたから、そのほうが自分の将来にとって正しいような気はしていました。

しかしながら「ひらめき脳」のほうは、〝勉強したい〟ということをひどく渇望していたのです。

ひょっとしたらそれは、戦争の影響でまともな教育を受けていない脳の、「成長したい」という内なる声だったのかもしれません。いずれにしろ、わたしは古本屋で英和辞典を購入したり、古くなった数学の教科書を友人から譲り受けたりして、コツコツと勉強を続けていました。


そんな矢先に一冊の本と出会います。

これが当時は早稲田大学の学生だった山本茂実という作家の、『生き抜く悩み』（角川文庫）という本だったのですが、それを読み終わったあと、「このままじゃ自分はいけない」という気持ちで、いてもたってもいられなくなってしまったのです。

そして一七歳のときに父親を説得し、新制度下の農業高校に入学します。編入には国家試験で合格する必要がありましたが、コツコツと勉強を続けていたわたしは、どうにかこれをパスすることができました。

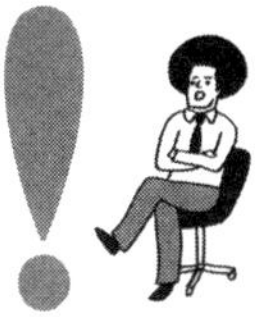

わたしはその後、東京農大に入り、さらには早稲田大学へ少し通った後でビジネスの世界へ転身し、経験を重ねてから再び学問の道へ戻るという道を辿りました。

それが現在に至って多くの本で持論を展開し、講義する、という仕事に結び付いていったのですが、その思考の土台は、この「このままじゃいけない」と思った一〇代のころにつくられているのです。

もちろん、「大富豪のように暮らし、貴族のように遊ぶ」が口ぐせだったように、わたしは自分の未来に関して楽天的な思考をずっと続けてきました。大脳辺縁系にある「自動目的達成装置」には、常に〝なりたい自分〟のイメージがインプットできていたと思います。

結局、そんな将来のイメージに自分を近づける「ひらめき」の土台となるのはいつも「いま現在の頭のなかにあるもの」なのです。

わたしは、コツコツと勉強を続けてきたからこそ、「勉強したい」という「ひらめき」を得ることができた。農業高校に入って学問を学んだからこそ、「東京の大学へ行こう」と決心をすることができた。東京で勉強してきたからこそ、「ビジネス界へ転身しよう」

という発想もできたのです。

この循環は、もちろん現在にも続いています。ビジネスを経験し、生命科学を学び、自ら脳を活かして最高の人生をエンジョイしてきたからこそ、七〇代になって「本を書いてみよう」という決心もできた。何冊もの本を書き、「ひらめき」ということの大切さを感じてきたからこそ、「本書を書こう」というアイデアも出た……。

ですから、これから起こることのすべては「いま現在」からの延長線上にあるのです。「ひらめき」の出発点は、常に「いまの自分」にあるということを忘れてはなりません。

「いま」を出発点にして未来を描く

「成功したい」と願う人も、「幸せになりたい」という人も、願いが叶った未来から逆に辿って行けば、必ず現在の自分自身に出会います。

言い換えれば、「現在の自分」と、なりたい「未来の自分」をつなぐところに、あなた自身による「ひらめき」は存在しているのです。

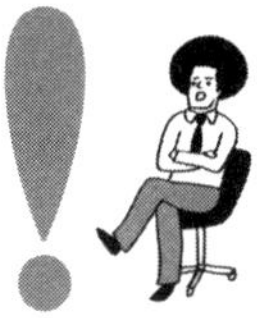

前にも紹介したウォレス・D・ワトルズは、『幸せなお金持ちになる「確実な法則」』（佐藤富雄監訳／イースト・プレス）という本で、こんなことを述べています。

『自分がいる場所のまわりに対して行動を起こすしか、もっといい環境の場所に移る方法はありません。

もっといい環境にいる自分自身のビジョンを信念と目的とともにもち続け、そして自分を取り巻いている環境に全身全霊をかけ、すべての意識を向けて取り組んでください。（中略）あなたが欲しいもののビジョンだけをしっかりもって、「いま」行動するのです』

確かにわたしたちは、大脳の機能を上手に使って、自分が将来になりたい像をイメージすることができます。たとえば別荘を所有して、そこにフェラーリが置いてあって、キレイな奥さんがいて……という場面を、脳のなかで描くことはいくらでもできるでしょう。

何度も言いますが、そんな理想的な未来像に近づけるためのアイデアは、誰にとっても「いまの自分」からしか生まれません。あなたがいま現在に目に触れたり、従事していたり、あるいはこれまでに経験したことを使って「ひらめく」しかないのです。

ほとんどの人は「ひらめき脳」の力を、まだまだ過小評価していると思います。しかしながら、「爬虫類脳」である「ひらめき脳」は、「自分自身が快適になること」をシンプルに実行していくだけです。未来のイメージがしっかりと脳内にインプットされ、それが「自分自身を快適にするもの」である限りは、その地点に辿り着くためのアイデアは次々と生まれて来るでしょう。


たとえば、ある男性は安月給で働くサラリーマンに過ぎない。そんな男性が「大富豪になりたい」というイメージを描く。いまのサラリーマンの延長上に、そんな大それた未来があるのだろうか？

もちろん、あります。

たとえば、ある女性は、アルバイトで病院か何かの受付をやっている。そういう女性でも「大富豪になりたい」という夢を描けば、〝受付嬢〟と〝大富豪〟を結ぶアイデアが生まれるのでしょうか？

もちろん、可能です。

実際に過去にあった例を考えてみれば、起こりうるパターンはいくらでもあるはずです。サラリーマンがお客さんから人を紹介され、その人のツテで勉強会に出席し、ある高名な経営者と知り合うことができた。さらにそのツテで、いまの仕事をミックスした新しい事業を始めることになった……など。

受付をやっていた人にだって、そこを訪れるお客さんを一生懸命に研究した結果、それを題材にしたミステリー小説を書いた人もいます。それが作家デビューのきっかけとなり、五、六冊目で爆発的なヒットが生まれ、印税が山のように入ってくるようになった……とか。

もちろん成功のパターンは一つではないでしょうし、いきなり大成功というよりは、「ひらめき」は何段階にもつながりながら、最終的なゴール地点にあなたを導いていくことでしょう。

あなたは、ただそれを信じていればいいのです。**つまりはワトルズの言うように、『自分を取り巻いている環境に全身全霊をかけ、すべての意識を向けて取り組む』ことが重要なのです。**

「現在の自分」を肯定しよう

ところが、ここで重要な問題が出てきます。

何かというと、「モチベーション」の問題に他なりません。

たとえば、誰でも「未来の姿」を描くときはワクワクするものです。そうなったらいいと思いますし、その姿を描いているときはハッピーな気持ちになります。

ところが、現在の自分の仕事になると、「何で、一体こんなことをやっているのだろう……」と、溜息をついているだけ。

未来の自分にはモチベーションでいっぱいなのですが、いま現在の自分にはモチベーションが上がらない。やがては「いまの自分を救い出してくれるアイデアはないだろうか」と、自分の頭のなかにないことを一生懸命、ひらめこうとするのです。

これではなかなかひらめくわけがありませんね。

これまでずっと述べてきた通り、「ひらめき脳」は、「楽しいこと」や「ワクワクする

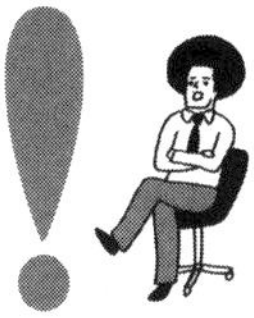

こと」を渇望します。「イヤなこと」や「不快なこと」には、見向きもしません。

ということは、せっかく未来の風景を描いて自動目的達成装置に目標をインプットしても、現実の仕事に直面したら、「ひらめき脳」が嫌がり考えることを拒否してしまう。この繰り返しでは、現状を未来に近づけるアイデアがいつまで経っても生まれることはありません。

これでは、〝いつも夢を描いているだけの人〟で終わってしまう可能性も高いことでしょう。

そこで**あなたには、「現状を肯定すること」を、ぜひ始めていただきたいのです。**

まず、「現在のあなた」は、確実に過去の体験からつくられています。それならば「現在のあなた」を肯定する以上、「過去のあなた」も当然ながら認めてあげなくてはいけません。

ひょっとしたらあなたは、なかなかうまく過去の自分自身を認められないかもしれません。イヤな会社にいたとか、人間関係で失敗したとか、大切な人を失ったとか……。

そういう過去は、とりあえずは置いておいてください。まずは自分で「よくやった」と思えることだけを抽出し、そんな素晴らしい経験だけでつくられた自分像を描いてみるのです。

「いいことばかり」なのですから、これほど順調にうまく行った人生はありませんよね。

さらに加えると、**「イヤなこと」や「辛い思い出」でも、実は解釈によってわたしたちは、それらの経験をいくらでも「いいこと」に転換できるのです。**よく「人間は過去は変えられないが、未来なら変えられる」と言う人もいますが、それはウソ。

わたしたちは過去ですら変えられます。

むろん「大切な人を失った」といった辛い経験であれば、ムリに解釈をねじ曲げようとしなくてもいいのです。それらはやはり置いておいて、些細な過去の失敗なら、進んで「うまく行ったこと」に変換してみてください。

たとえば、何を隠そう、わたしは東大の受験に失敗しています。

でも、東京農大に入ったおかげで生化学を勉強できたのです。その勉強が、いまの「口ぐせ博士」の土台をつくった大脳生理学の研究につながっているとしたら、東大に入学できなかったことは、「ものすごくラッキーな出来事」だったとは言えませんか？

そうやって過去の人生が、「うまく行っている人生」に変換できてしまえば、現状だってうまくいってないわけがありません。

たとえば、会社の上司とうまく行ってない——そんなことは、どうだっていいことです。その代わり現在のあなたには、自分の未来を心配してくれるような、力強い仲間たちがいるのではありませんか?

会社の仕事に、何となく満足していない——それもどうだっていいことです。だってあなたは、将来の自分のために必要な勉強をしているのですから。

解釈次第では、毎日仕事をすることで、一歩一歩、将来のワクワクする自分に近づいているとも言えるのです。

それは取り方によっては楽しくて仕方のないことではありませんか?

そうやって現在の自分を少しでも肯定していけば、あなたはビックリするかもしれません。

そう、**あなたは確実に、未来の自分に向かって、あまりにもでき過ぎたほどのショートカットの経路で「いま」と結び付いていることになるのです**。あと一つでも、大きな「ひらめき」が生まれたら、人生がガラリと大きく変わる気がしませんか?

こう考えるだけで何だかワクワクしてきませんか?

この状態のときにこそ、「ひらめき脳」は、最高のモチベーションを得ているのです。あなたに変革をもたらすであろうアイデアを、「ひらめき脳」は次々とうながしてくれることでしょう。

「ひらめき脳」がワクワクする環境を用意しよう

もちろん「現在」は「過去」と違い、自分の行動によって簡単に変えることができます。ですから「ひらめき脳」が悦《よろこ》ぶようなライフスタイルを、どんどん自分自身の周囲に整えていけばいいのです。

たとえば、「大富豪のように暮らす」ということを口ぐせにしていたわたしですから、一時期は冒頭で紹介した高輪プリンスホテルに部屋をとって、そこで生活していたことがあります。当然ながら部屋はゴージャスですし、毎日のようにホテルマンがきちんと清掃をしてくれます。しかも窓を見下ろせば、広大な庭園まであるのです。

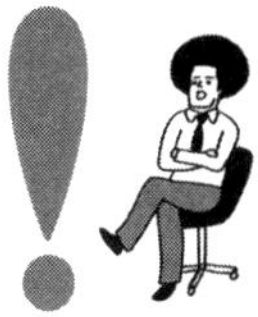

何となく大豪邸に住み、使用人を使って、贅沢な暮らしをしているような気分になりますよね。

当時のわたしの給料でも、ほとんどがホテル代に消えるくらい、莫大な投資であったことは確かです。しかし、そのような環境で「ひらめき脳」を快適な状態にしておけば、大富豪になれるようなアイデアは本当に生まれてくるのです。

だから生活苦を抱えるようなことは、まったくありませんでした。

とはいえ、いくらあなたが「ひらめきによって、リッチになって、豊かな生活を」と願っていたとしても、同じような投資を勧めるつもりはありません。そこまでお金をかけずとも、リッチな気分を味わえる工夫はいくらでもできるからです。

たとえば、コーヒーを飲むときは、その辺のフランチャイズ店に入らず、たまにはホテルで一〇〇〇円くらいのものを飲んでみる。それだって小額の投資で、かなりリッチな気分を十分味わえます。

あるいは週末に気が向いたら、リッチな人が住む高級住宅街や別荘地などへ赴いてみる。前にも述べましたが、そこでウォーキングをするだけでも、本当に「大富豪になったぞ」と脳が錯覚するくらい、素晴らしいモチベーションがつくれるはずです。

わたしがお勧めしたいのは、その様に快適な状況をつくるために、ケチらず積極的にお金をかけてみることです。

もちろん〝ホテルに住め〟とか、〝高級車に乗れ〟ということでなくていいのです。たとえば普段自分が着ている服のレベルを上げて、もっとお洒落な服装をしてみる。こういう機会があったときに、モチベーションがグッと上がった経験は、皆さんにもあると思います。

そんなときにだって、「ひらめき脳」は快適さを感じているのです。アイデアがほしいときこそ、積極的に服装にもこだわってみてはいかがでしょうか。

他にもお部屋のインテリアに投資したり、オフィスの机に置くものを変えてみたり、いくらでも「ひらめき脳」を快適にする環境づくりはできると思います。

可能な限り、脳を喜ばす工夫をぜひしてみてほしいのですが。

そう言えば、まだ述べていなかった、とっておきの方法が一つありました。

何かといったら、〝食事〟です。

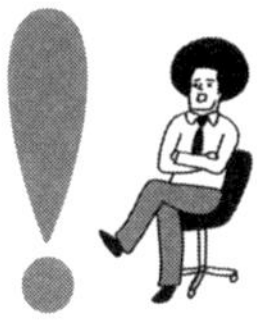

たとえば一流レストランで、一流の食事を、美味しいワインとともに楽しむ。すると、あなたのモチベーションを高める情報は、五感のすべてから入ってくることになります。目に入ってくる、料理そのものの美しさ。耳に伝わる、肉の焼ける音や、ワインのつがれる心地よい音。

さらに一流の場だからこそ肌に伝わってくる、何とも言えない素晴らしい雰囲気。

もちろんそれに、食欲をそそる素晴らしい香りと、言葉で表現のしようのない美味しい味覚が加わるわけです。

「ひらめき脳」が、活性化しないわけがありませんよね。

そのような素晴らしい食事とともに「ひらめき」が生まれるのだとしたら、多少の投資でも、皆さんは喜んで払うのではないかと思います。

いいワインが入ってほろ酔い気分のときなど、夢のようなアイデアを出すには絶好の機会ですよ。

仕事に必要なアイデアは、快適さがないと生まれない

読者の皆さんの中には、「いつか自分が成功するというよりも、とにかく目下の仕事に対するアイデアが欲しい」という方もいることでしょう。

しかし、その場合だって結論は同じなのです。

たとえば、家のちゃぶ台のようなところで、ノートパソコンを見つめながら、「何か出ないかな」なんて悩んでいても、いいアイデアはほとんどひらめかないことでしょう。

それならば、クリエイターや作家が使うような机を整え、スタンドライトもお洒落にして、その上、高価な万年筆でも購入してくる。そこでちょっと高級なノートブックを取り出して、「さあ、この環境でアイデアを練ってみよう」などと形から変えてしまえば、素晴らしいアイデアが次々と出そうだとは思いませんか?

わたし自身も、実は万年筆には非常に凝っていて、ビスコンティやルイ・ヴィトンなど、ちょっと自慢できるコレクションを持っています。執筆するときなど、内容によっ

てへミングウェーのサインが入ったモデルを使ったり、あるいはアガサ・クリスティーのサインの入ったモデルを使い分けたりするのです。

こんな道具なら、すごいアイデアも出てくるとは思いませんか？

もう一つ重要なのは、何といっても「本と親しむ」ということです。

最初は「アイデアが欲しいから本を読む」という欲求から、モチベーションを高めるためにしていたはずの読書が、いつの間にか「資料を読む」というルーチンワークの一つになってしまっている人は多いのではないかと思います。

でも、つまらない読書をしていては、絶対にいいアイデアはひらめかないと、わたしは思うのです。

やはり、**本から何かひらめきたいのなら、自分自身が読みたい本を、十分に楽しんで読むことが一番なのです。**科学書から小説まで、わたしも多くの本から「ひらめき」を得ましたが、すべてはそういった類の読書から生まれたものでした。

そのためには、**ベストセラー情報やネットなどの評判ばかりを当てにするのではなく、運命の本と出会おうとする習慣をつくることが大事だと思います。**

何をするかといえば簡単なことで、「書店に行く習慣をつくる」というのが、一番簡単な選択です。

実をいうと、わたしは七六歳の現在でもかなり、頻繁に書店を訪れています。まあ、たまに「売れているかな？」なんて自分の本を見たりもするのですが、ほとんどの時間は〝面白い本を探すこと〟に費やしています。

もっとも、残念ながら地元の熱海には大きな書店がありませんから、よく立ち寄るのは東京に出たときです。実際に書店で本を見ながらチェックし、あとで秘書に伝えて、アマゾンを通して大量に購入してもらうことがわたしの習慣になっています。

いずれにしろ「何かのために本を読む」のではなく、本屋に行って、そこで発見した面白い本を読むから「ひらめく」のです。

合理思考ばかりで読書をしていたら、せっかくの「宝の山」も、ムダになってしまうことでしょう。

第6章

お付き合いの中にこそ高次元のひらめきがある

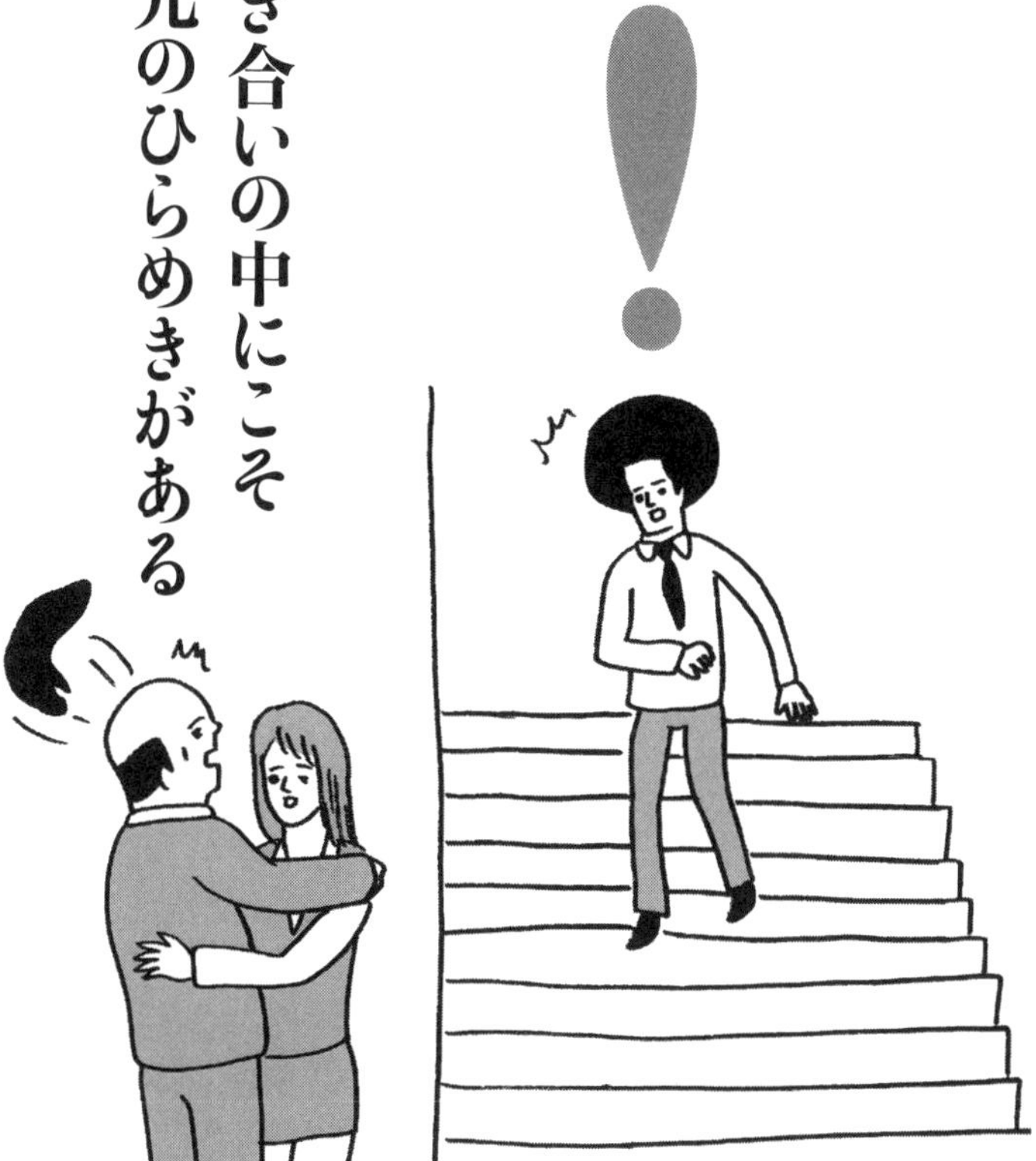

人の力を借りて「ひらめき」を引き出す方法

いよいよ「ひらめき」について述べてきた本書も最後です。そこで最終章には、あなた個人の限界を越える「ひらめき」を導き出す方法を紹介しましょう。

いままで「ひらめき」は、あなたの脳のなかにある情報が導き出すものと説明してきました。だから自分の脳を超えたアイデアをつくり出すことができないのが原則なのですが、たった一つだけ、その限界を越える方法があるのです。

どういう方法か、あなたにはわかりますか？

実はその方法は、すでに本書の冒頭で紹介しています。わたしが会社勤めをしていた時代、優れたアイデアはどんどん出ていました。その多くは、わたしにも考えのつかないものでした。

冒頭にも書いてありますよね。「わたしは何もアイデアなど、出さなかった」と。

どうしてそれができたかといえば、「他人の頭を使う」という方法を使ったからです。

そうすれば自分では考えもつかない「ひらめき」をうながし、しっかりとその恩恵にもあずかることができます。

本書の執筆中もわたしは「人生作家倶楽部」というセミナーを主宰して、生徒さんたちとバンクーバーに行ってきたばかりです。

その研修内容についても、アイデアは盛りだくさんでした。フェリーでヴィクトリアまで遊覧してから、帰りは水上セスナで帰ってくるツアーあり。大型クルーザーを借り切っての、船上パーティありと。

企画盛りだくさんの大掛りなプロジェクトでしたが、わたしは旅についてのアイデアは何も出していません。わたしの秘書がバンクーバーに住んでいた経験がありましたから「任せるよ」と一切合切を彼女に委ねてしまったのです。

秘書は慣れない大仕事に戸惑っているようではありましたが、「自分が一番楽しいと思うことをやればいいんじゃないの」という私のアドバイスで、結局は素晴らしいプランを練り上げてしまいました。

この様に、わたしはいいアイデアが欲しいときに、よく人の知恵を使ってやり遂げることが多くあります。

実際、わたしの知り合いには、男女や世代を問わず、経営者やアーティスト、あるいは編集者など「ひらめき」に長けている人が大勢います。また、ただ話すだけでわたしの「ひらめき脳」にアイデアの火を添加してくれる人も大勢いるのです。

その条件を挙げれば、**夢を語る人、新しく発見したことを進んで話す人、瞬間的に何かを思いつくのが速い人などです。**

我が息子もその一人で、「今度お父さんに会ったら、こんなことで驚かしてやろうかな」と常に考えているものですから、「ひらめき」をもたらしてくれる相手としては格好の相手です。

そしてふと思いついたときなどに、わたしは彼ら彼女らを「食事でもして一杯飲もうか」と、ご馳走を約束して呼び出します。こんな場合、頭のなかには、たいていモヤモヤしたものがあるのですが、こんな人たちと話をすれば、たいていのアイデアは具体化されてしまうものなのです。

そうやって自分の「ひらめき脳」で追いつかないものは、他人の「ひらめき脳」まで使ってしまうわけですが、優れたアイデアが次々と生まれる理由は、これでわかりましたでしょうか？

関係が「楽しい」からこそ、アイデアは生まれてくるもの

このように周囲の人たちや、自分の持っている人脈を使用すれば、より大きな「ひらめき」を生み出すことができます。

ただしその場合でも、本書で述べてきた原則を忘れてはいけません。「ひらめき脳」は「より快適に生きる」という目的や、ワクワクした状態に反応するのです。**自分と相手の二人で「ひらめき」を引き出すとしたら、まずはお互いに、そういうモチベーションを共有できる状態をつくらなければなりません。**

その点で、「新しいアイデアを生み出したいなら、自分と価値観の違う人と、積極的に話すようにしなさい」と言う人がいますが、わたしは間違いだと思います。

確かに自分とまったく違う世界にいた人の話を聞いたり、バックグラウンドの違う人の話を聞くことは、刺激的だし、勉強にはなるでしょう。

しかし「ひらめく」ために重要なのは、あくまでもその相手との会話が楽しめることなのです。たとえば、いくらいいアイデアマンをかつぎ出して、話を聞いたとしても、自分にとって面白くなく、好感を持っていないような相手ならば、そこから「ひらめき」が生まれることはまずありえません。

「お付き合い」というと、「人脈」の本などにありがちな、目の前に立つだけで緊張してしまう相手に一生懸命取り入ろうとしたり、手の届かないレベルの人と話をすることばかりが大事と考えてしまう人もいます。もちろんそういう機会を持つのは貴重な経験なのでしょうが、**もっと身近な「楽しい人間関係」を大事にしたほうが、結果的に得られるメリットは大きいのではないでしょうか。**

繰り返しますが〝楽しい人間関係〟からでないと、未来を楽しくさせるようなアイデアは生まれて来ないのです。それを考えたら、部下たちを叱咤し、ノルマのようなものでギスギスした関係をつくり、さまざまなプレッシャーを与えた上で「アイデアを出

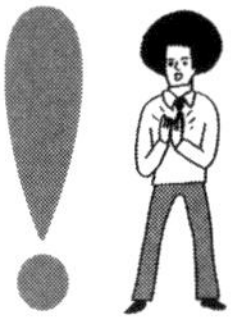

せ！」と求めるのは、とんでもない話です。

部下のアイデアを期待するなら、そんなプレッシャーを与えるより、面白がらせたほうがずっと近道なのです。あなたが管理職の方なら、もっと「相手のモチベーションを高めるにはどうすればいいか」ということに気を遣うべきではないでしょうか。

たとえばわたしの役員時代、さらなるアイデアをうながすために、外部からコンサルタントを呼ぼうか、という話が出たことがありました。

わたしは「必要ない」と言いました。

「君たちのほうがずっと優秀なんだから、プロに聞くことなど何もないでしょう」と一言。

「本当に、わたしたちで大丈夫ですか？」

「みんなの協力があれば大丈夫さ。僕に必要なのは君たちだけだよ」と。

そしてわたしがやったことといえば、冒頭で述べたような〝食事つき〟の「ミーティング」を催し、あとは皆に任せきってしまっただけ。

ときには叱ることだってあったかもしれませんが、それは怒りをぶつけているのでなく、相手に気づきをうながすだけのこと。「わかった」と言えば、それ以上は何も要求しません。
大切なのは**お互いにハッピーになる関係をつくることであり、部下たちの「ひらめき」によって、わたし自身もハッピーになれるということです。**「お互いに一緒にいるだけで力がもらえる人間関係」さえつくれば、それが一番だと思います。

わたしが「人脈の達人」になれた理由

わたしが七六歳になっても、多くの人を巻き込んだ楽しい仕事ができているのは、何といっても素晴らしい人間関係があるからです。

いくら「ひらめき」に自信があるからといって、一個人の力を考えれば、微々たるもの。現にわたしの仕事はさまざまな分野に広がっていますが、そんなものを一人の頭で考えたってうまく行くわけがありません。

「ドクター佐藤にそう言われたら、協力しないわけにはいかない」と言ってくれる人が、

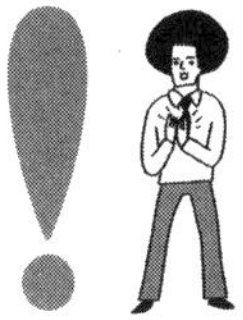

思い思いに取り組んで、わたしが何も考えなくたって事業を広げてくれる。そういう循環ができさえすれば、「何とかしなきゃ」と自分の頭をフル回転しなくても、自然と成功の規模は広がっていくのです。

では、そんな人間関係を、どうすればつくることができるのでしょう？

不思議なことですが、わたし自身は、まったく「人脈を築こう」なんて意識はしていませんでした。別に特別なテクニックを磨いたわけでもないし、自分が人一倍魅力的な人間なのか……？　などという自惚れはともかくとして、客観的に見たら多分違うと思います。

それなのに**どうして人間関係で成功できたかといえば、たった一つ〝もともと人を喜ばすことが大好きだった〟ということがその理由でしょう。**

この性格は、おそらくは佐藤家伝来の血なのだと思います。父も祖父も、田舎には住んでいましたが、親戚を集めては皆を喜ばすのが大好きな質《たち》。そんな家系ですから、わたしにもそれが〝当たり前のこと〟として根づいています。

しかし「人を喜ばす」ことが好きで、それが〝当たり前のこと〟として認識されているとしたら、これほど人間関係をつくる上で強力なことはないかもしれません。

なぜなら、別にムリをしなくたって、自分は「好きなこと」をすればいいのです。**「ひらめき脳」も〝自分自身を快適にする〟こととして人を喜ばすのを望むのですから「こうしたら相手が喜ぶんじゃないか」というアイデアだって自然と出てくることになります。**

現にわたしは、いつもあの手この手で「人を喜ばすこと」を考えています。

方法としては、それこそ何らかのプレゼントをこっそりと用意したり、パーティや食事の場でできる工夫を考えたり。「あっ、あの人は、ワインが大好きなんだな」という情報にも敏感ですし、「面白い人にあったな。今度、彼をあの人に紹介してあげよう」などということも、すぐに思いつきます。

考えてみれば、わたしが一〇〇冊以上の本をこうして読者の皆さんに届けることができるのも、こういった「相手を喜ばせよう」というモチベーションの反映なのかもしれません。本にしたって読者を喜ばせることで成り立っているのですから、「こういうことを言って、励ましてあげよう」とか、「こういうことを教えれば喜ばれるんじゃないか」という思いがなければ、アイデアなんて生まれるわけがありませんから。

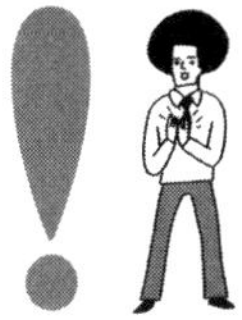

実際、VIP人脈にしろ、仕事上のクライアント関係にしろ、わたしの人脈が広がった理由には「パーティを定期的に催してきた」ということが大きかったと思います。いまでも熱海の家では、年に二〇回以上のパーティを開きます。そのときも「集まってくれた人が一番喜ぶ形で」ということが気持ちの根底にありますから、日時はいつも恒例で行なわれる熱海の花火大会の日に合わせて設定します。部屋の窓からは花火が全面に見渡せますから、食事を食べ、いいお酒を飲みながら、ゲストの方々は美しい光景を満喫できる仕掛けになっているのです。

食事だって、もちろん重要です。最初は熱海の海の幸などを用意していたのですが、わたしにはもっと皆さんを喜ばすことのできる〝とっておき〟の食材がありました。それは何かというと、ハンティングで手に入れたシカやカモ、クマなどの野性の食材。ジビエ料理が普及したといっても、普段そんな食材を口にすることはめったにありませんよね。

前回などは、パーティシーズンにわざわざ北海道のハンティング仲間を呼び寄せ、最高のジビエ料理を振る舞ってもらいました。そこまでやれば、集まった方々にも十分、感激してもらえます。

わたしは、ただお客さんに喜んでもらおうと、こういった演出をしているのです。そして集まってくれるのは、たとえば編集者だったり、その他のクライアントだったりです。

しかし、そういった方々が「嬉しいな。こういうパーティにまた参加したいな」と感じてくれたら、どういうことが起こるかわかりますか？

たとえば編集者ならば、「先生の本のいい企画をまた考えなくちゃいけないな」とか、「引き続き仕事をお願いしよう」と、考えてくれるようになります。これはとてもありがたいことですよね。

わたし自身は、本当にただ楽しんでいるだけです。それが結果として人を引きつけてきたのですから、自分はつくづく、こういう性格でよかったなあと感じています。

おもてなしこそ「ひらめき脳」を鍛える好機

わたしの場合は、性格的にも人を喜ばせるのが好きだったのですが、**「人を喜ばすこと」を好きになるというのは、それほど難しいこととは思いません。**

恋人だったり、家族だったり、仲のよい友達だったり、基本的には誰だって「自分の好きな人を喜ばす」のは、他ならぬ自分自身の喜びだと思うのです。別に相手が自分に何かをしてくれなくたって、その笑顔を見ているだけで、自分自身が満足できるのではないかと思います。

最近は「おもてなし」とか「ホスピタリティ」という言葉が取り上げられ、サービス産業などではとくに、〝人を喜ばせる様々な工夫〟が重視されるようになりました。

それはそれでいいこととは思うのですが、「お客さんを集めるため」とか、「利益を上げるため」という目的が先に立っているのでは、何か「おもてなし」そのものの根本が間違っている気がします。

人脈づくりに熱心な人などにも、とにかく「それによってビジネスチャンスをつかもう」とか、「うまく利益にありつこう」というメリット優先の人がたまにいます。意欲は認めますが、それ以上にもっと**本質的な「相手を喜ばせたい」という気持ちから、いい人間関係はつくられていくのだと思います。**

本章でも「ひらめき」を生む人間関係というテーマで述べていることは確かですが、かといって、〝アイデアを出すため〟に人脈をつくるのではないのです。**あくまで自分が楽しいから、成長できるから、人付き合いは行なわれていくのであり、結果としてそれが「ひらめき」に結びつき、自分自身を押し上げてくれるだけなのです。**

実際、相手が何かをしてくれなくたって、「人を喜ばせること」で享受できるものはたくさんあります。

それは当然のこと。なぜなら「おもてなし」というのは、簡単なように見えて、実は結構、知恵を要求されるものだからです。もちろん「ひらめき」が人を喜ばすカギになるのですが、その結果何が起こるかと言えば、本書ですでに述べたとおり。

それは脳のなかに新しい思考回路のパターンができる……すなわち、〝自分自身が成長する〟ということに他ならないのです。

このことは「おもてなし」に長けている人の、「ひらめき」の鋭さを見れば、すぐに感じ取れます。

たとえば先日も、カナダに行ったときに知人の女性とアンティークショップに入ったのですが、時間があまりなかったものですから、わたしは先に店を出ました。彼女は「お土産を買わなければならない」ということで、残って店内を急ぎ足で回ります。

そして彼女はお土産品を調達して、急いで集合場所に戻って来たのですが、そこでわたしに「はい」と渡されたのは、船のデザインが描かれた銀製のブローチ。

どうして、この急いでいる短時間の間に、これほどわたしのツボに入ってくるプレゼントを発見することができるのか？　まるで彼女の脳内には、「誰に何を贈れば喜ぶ」という答えを瞬時にはじき出すコンピュータが内蔵されているかのようでした。しかもおそらくは普通の人なら、お土産に一生懸命で、わたしへの贈り物など考えもおよばないのではないでしょうか。

彼女の能力は、彼女自身の仕事にも十分に活かされていることと思います。だからこそ、わたしも多くの仕事で協力関係を結んでいるのですが、これもやはり「人を喜ばせること」が先にあって開発された能力だと思います。

他人に対する投資を、出し惜しみしない

人に「おもてなし」をすることが自分を成長させる糧になるのだとしたら、そのことに投資をすることも惜しんではいけません。

たとえばわたしの年齢は、普段仕事でお付き合いのある人たちより、たいてい上ですし、年収にしてもほとんど同じことでしょう。ですから「おごられる」より、「おごる」機会のほうが、自然と多くなります。

しかしながら、できる人たちの中には、あとで必ず「お返し」をしてくれる人もいます。決しておごられっぱなしにならないところが、人との付き合い方をさすがよくわかっていると思ってしまいます。

わたしは経験上、様々なものを味わってきましたし、お酒や、料理に対する舌も、お

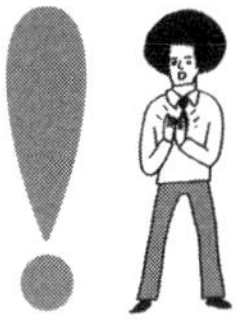

そらくはそれなりに肥えていることでしょう。むろん、だからといってご馳走されたときに、「こんなものは要らないよ」と怒ることはないのですが、おもてなしを考えてくれる相手にとっては、それなりのプレッシャーになることは確かだと思います。

そんな事情を酌《く》んでか、皆さんいつも工夫してくれる人が多いのです。たとえば、毎回のように洒落た店を見つけてきては、わたしの好みに合わせて、メニューなどもきちんとセッティングしてくれる人もいる。先に紹介した、北海道のハンティング仲間は、プロ級の料理の腕を持っていて、出かけて行くたびに新しいレシピを披露してくれます。

こういった人たちの脳に何が起きていくかわかりますか?

「ご馳走すること」によって鍛えられていくのは、他ならぬ自分自身なのです。ですから「おごられ上手」になっているばかりでは、自分に「ひらめき」をうながしていくことはできません。

実は「おごり上手」になってこそ、皆さんの「ひらめき脳」は開発されていくのです。

むろん、「お金を使うこと」だけが投資というわけではありません。その人のために時間を割いたり、自分ができるだけの労力を使ったり、相手のことを優先に考えれば、誰にだってできることはたくさんあると思います。

そうやって「相手のためにできることは？」と考えていくことが結果として「ひらめき脳」に刺激を与えていくのです。

これは、**「相手を喜ばすことができる」ということにワクワクすれば、それだけで「ひらめき脳」の欲する「快適になりたい」という欲望が燃え上がり、それを実現させるアイデアが、どんどん促進されていくことになるからに他なりません。**

これで、わたしが「楽しい人間関係」を大切にしていけばいいという意味も、よくわかると思います。

「おもてなし」を強要してくるような相手ではなく、〝喜ばせたいな〟という相手だからこそ、あなたの「ひらめき脳」はワクワクしていくのです。

だからこそ「ひらめき」は生まれ、そのことがさらにあなたを成長させ、「ひらめき脳」は一層の人間関係が豊かになることを求めていく。結果的には人間関係も「楽しいもの」に変わっていき、気づいてみれば自分の周りには「ひらめき」をどんどん高めてくれる仲間たちができ上がっているというわけです。

何の苦労もここにはありません。

最高の結果は、謙虚な人に巡るもの

そして、「この人は嫌い」とか、「この人は合いそう」と相手を選り好みしてくことも、わたしは正しくないと思います。
なぜなら、そこには自分自身の大脳による〝思い込み〟も強く影響しているからです。一度固定観念を捨て、わたしたちは謙虚になって周囲の人間関係を見つめてみる必要があるでしょう。

謙虚になるとは、どういうことか？

たとえば、あなたが管理職という立場にいるならば、部下たちにアイデアを出してもらうことによって、自分の成功の度合いが決まるはずです。そうすると部下たちをリラックスさせるのは、むしろ自然なことと言えます。

しかし、**管理職だからといって偉そうにして、部下に命令を丸投げしたり、ただ一方的に叱りつけるだけ。そんなことでは部下たちの「ひらめき脳」が活性化して〝アイデ**

アがどんどん生まれてくる〟ということは、まずありえないことでしょう。

わたしの例をちょっと紹介しますが、まず自分の仕事にとって嬉しいのは、七六歳で作家宣言をしてから、ベストセラーにも恵まれ、多くの本を世に送り出すことができたことです。

そこにはわたし自身の「ひらめき」や執筆力よりも、本にかかわる編集者や、協力してくれる方々の、素晴らしいアイデアがあったことが大きな理由になっています。

ところが、そういう編集者たちの話を聞くと、ありがたいことに「先生と仕事をするのは、とてもやりやすい」と言ってくれる人が多いのです。

「作家先生によっては上からこっちを見下ろし、高飛車な要求をする人もいます。でも、先生はきちんと話を聞いてくれるし、仕事をしていてとても楽しいですね」と。

そんなことは意識もしていなかったのですが、言われてみると「ああ、なるほどなあ」と思うフシがあります。どういうことかと言えば、わたしは著者という立場でありながら、たいていの編集者を、常に「上の立場」という感覚で見ていたのです。

むろん編集者の中には、わたしの息子よりも年齢がずっと下の者も大勢います。それでも年齢とか経験に関係なく、わたしは「編集者」という職業をどこか尊敬している気持ちがある。おそらくは自分が子どものころから、〝本を書く〟という行為に憧れを持ち、そういう世界で仕事をする人たちを〝素晴らしい仕事をしている〟と考えてきたからでしょう。

これはれっきとした事実だと思います。

だからわたしのところに、どんな編集者が来たとしても、真剣に話を聞き、一対一で対等に意見を交わします。むろん自分は出版の専門家ではありませんから、基本的には編集者の意向に従いますが。

その上で、せっかく熱海に来てくれたのだからと、ご馳走をしますし、夕方などであれば、ちょっとしたお酒や料理を出すことすらあります。

そして、素晴らしい本ができたら、「さすがですねえ」と心から褒める。それが売れたら売れたで、もっと編集者を褒め讃える……。

わたしとしては、ただ当然のことをしているだけ。

それでも結果として編集者たちのモチベーションは上がるのです。そして彼ら彼女らの「ひらめき脳」は再び活性化し、最高のアイデアを次々ともたらしてくれるのです。

だから、わたし自身は相手の「ひらめき脳」にいつも任せてしまうだけ。ただそれだけで最高の結果が手に入るのです。

「ありがとう」を口ぐせにしてしまう

人に対して謙虚になれない人は、たぶん人間の「ひらめき脳」の力を信じていない人です。その結果、相手に様々なネガティブな感情や要因を与え、自分の「ひらめき脳」の力も封じ込めてしまっています。

相手に最高のモチベーションを与え、本人の能力を活かすことに快適さを見出すよう仕向けてあげれば、誰にだって、「ひらめき」は生まれてくるのです。

アイデアはひょっとしたら小さなものかもしれませんが、一つの「ひらめき」がより大きな「ひらめき」を生み、さらにもっと素晴らしい「ひらめき」が生まれるというように、人は変化していくのです。

確かに、仕事のベテランであったり、多くの人生経験を踏んでいる人であれば、部下や若年者より「ひらめき脳」の働きも大きくはなるかもしれません。でも、一つの「ひらめき脳」より二つの「ひらめき脳」で仕事をしたほうが、アイデアの可能性は確実に大きくなる。二つより、三つ。三つより四つと、多くの「ひらめき脳」が集まるほど、多くの人を巻き込んだハイレベルのアイデアが実現する可能性はぐんと高くなるのです。

それを可能にした人こそ、本当の意味のアイデアマンであり、「ひらめき」によって生まれた成功者と呼ぶことができるのではないでしょうか。

だからこそ、わたしたちはもっと謙虚になり、多くの「ひらめき脳」にモチベーションを与えることが大切なのです。

そうなるために、実はとっておきの方法が一つあります。**それは「ありがとう」という言葉を、口ぐせにしてしまうことです。**

実は「ありがとう」というのは、相手の「ひらめき脳」に直接刺激を与える魔法の言葉。**この感謝の一言によって、相手が精一杯の「ひらめき脳」を使ってひねり出した「ひらめき」のすべてが肯定されるのです。**

この言葉によって相手は「よかったなあ」という気持ちになり、ますます「ひらめき」

を活性化させようと、脳内のモチベーションも高まっていきます。

たとえば、あなたがペンを机の下に落としたとします。隣の人がそれを見つけて、拾ってくれた。ここでも「情報の発見 → 行動の選択」と、シンプルな「ひらめき」が相手の頭の中で起こっています。

そのとき「ありがとう」と、あなたが言う。相手は「どういたしまして」と嬉しい気持ちになる。そして「ひらめき脳」のモチベーションはますます高まり、その人は〝他人のために何かをすること〟に対して、より一層のアイデアを繰り出すことになるのです。

こうした小さな「ひらめき」の連続によって、大きな仕事は生まれていきます。

それでは、そうならない人はどうなるのでしょうか？

たとえば、様々な理由で犯罪者になってしまう人には、「人から感謝された経験」に欠けるという事実があります。

つまり「人に何かをする」ということに対してモチベーションに欠けるのですから、どうしても誰かのために何かをすることができない人生を歩みがちになってしまうのです。

もう一つ説明を加えておくと、「ありがとう」という言葉が口ぐせになることによって、あなたの中にも新しい思考回路が生まれていくのです。

それがどういうことかといえば、「ありがとう」という言葉の土台にあるのは、人に感謝をするという感情。仮にそのように感じていなかったとしても、「ありがとう」という言葉を口に出し続けることによって、感謝の感情はあなたの中につくられていきます。

この感謝の感情が芽生えたとき、脳の中では「ベータエンドルフィン」というオピロイド系のホルモンが分泌されます。その効能は、すでに説明しました。

脳が〝オピロイド系のホルモンで充満された状態になる〟ことこそ、科学的にはモチベーションが最高に高まった状態なのです。このとき「ひらめき脳」は最も快活に活動できる状態になるし、優れたアイデアがどんどん生まれて来るようになります。

つまりあなたは、他人に「ありがとう」と言ったことで、高いモチベーションの状態になるのです。当然、「ひらめき脳」はそれを〝快適な状態〟と見なしていますから、より快適になるために、さらに「ありがとう」と言えるようにあなたを導いて行きます。

それが何を意味しているかわかりますか？

たとえば、どんな小さなことでも「ありがとう」と言ったことによって、あなたはどんどん、「ありがとう」と言いたいと思うようになるのです。

先ほどのように「ペンを拾ってくれてありがとう」ならば、**あなたはもっと様々なことで「ありがとう」と言いたくなるのです。**この「ありがとう」の循環が巡りめぐっていけば、いずれはすごい稼ぎを生み出すような、素晴らしいアイデアを誰かから提供されるようになる……ということになるとは思いませんか？

つまり「ありがとう」と誰にでも言える人は、仕事もうまくいくし、人間関係もうまくいくし、幸運もどんどんやって来るようになるということ。「ひらめき」を活用したいあなたにとって「ありがとう」は、まさに最高の言葉なのです。

もちろん、「ありがとう」は見返りを期待して言う言葉ではありません。

大切なのは心から感謝の気持ちを持って言うことであり、言って気持ちがよくなるからこそ、「ひらめき脳」は素晴らしい幸運をあなたにもたらしてくれるのです。

「ひらめき脳」の力を信じきる

本章で述べてきた〝人を喜ばそう〟という「おもてなしの心」や、〝ありがとう〟という「感謝の心」は、「ひらめき脳」の力を最大限に発揮するための、最も強力なエネルギーになるのではないかと思います。

なぜなら「ひらめき脳」は、太古からわたしたちの生活をより豊かにしてきた「進化の脳」なのです。「ひらめき脳」の〝より快適に生きよう〟という本能があったからこそ、わたしたちは現在のホモ・サピエンスにいたる生物としての進化を成し遂げ、言葉を発明し、文明をつくり出し、生活上の進化も成し遂げてきたのです。

それはもちろん、個人のレベルでも同じことで、「ひらめき脳」の欲望があるからこそ、わたしたちは豊かな人生を手に入れるためのアイデアを生み出し、仕事で業績を伸ばし、人との愛情豊かな関係をつくり、富や健康も手に入れることができるのです。

そこで「おもてなしの心」や「感謝の心」をモチベーションの土台にできた人は、それ自体が〝より快適に生きる〟ための絶対条件なのですから、そのためのアイデアをフル回転でつくり出していくことになります。

そのアイデアとは、より多くの人を喜ばせる、より大きなアイデアであり、より多くの人に感謝するためのアイデアに他ならないのです。たとえば、「一〇〇万人の人を喜ばせる」ということを考えてみてください。それを実現できるのは、一体どんな人だと思いますか？

わたしたちが誰でも持っている「ひらめき脳」は、そういうレベルの成功にまで、わたしたちを必ず連れて行ってくれるのです。

このようになるために必要なのは、やはり「ひらめき脳」の力を信じること。大脳思考によって、決して「ひらめき」にブレーキをかけてしまわないことです。

たとえば、あなたが「人を喜ばせよう」ということで、ちょっとしたことで誰かに親切にしたとします。このときは満足感で心がいっぱいになり、「よく、やったぞ！」と「ひらめき脳」もやる気十分な体勢をしっかりつくっているでしょう。

しかし、相手はあなたと同じように、モチベーション満々の人間とは限りません。「ああ、そう」なんて気にもしないこともあるし、ときには「あなたから親切にしてもらったって嬉しくないよ」と邪険な態度を取るかもしれません。

そして、あなたは思う。「ああそう……。嬉しくないのか」と。

しかし、ここで「ひらめき脳」を止めてしまってはいけません。

あなたが「相手は何も感じていない」と判断したのも大脳の思考なら、「親切になんて意味がない」と結論づけるのも、やはり大脳の思考です。

せっかくやる気になっていた「ひらめき脳」も、その時点で「ああ、頑張らないでいいのか」と意気消沈する。こうしてあなたは「成功路線」から外れていくのです。


人を喜ばせるのも、多くの人を幸せにするのも、すべてはあなた自身の成長のため。

そのモチベーションがある限り、あなたの「ひらめき脳」は、あなた自身のレベルをどんどん上げてくれるはずです。

誰が何を言おうが、気にしないのが一番ではありませんか。

重要なのは、何よりあなた自身が、あなた自身の行動を楽しむことだと思います。

「ひらめき脳」は楽しんでいる人にだけ、より一層の「楽しい人生」を与えてくれるのです。これほど素晴らしい、脳内メカニズムはありません。

あなたにはぜひ、この素晴らしい「ひらめき」を活かして、楽しくて仕方のない人生を歩んで行ってほしいと思います。

本書を最後までお読みくださり、本当にありがとうございました。

佐藤　富雄（さとう・とみお）

作家、生き方健康学者。

スピール・ハーレ大学（ルーマニア）教授、ルーマニア名誉領事。

心と体の制御関係について研究をすすめ、科学から捉えた人生100年時代の生き方論を提唱。

特に、大脳・自律神経系と人間の行動・言葉の関連性から導き出した「口ぐせ理論」が話題を呼ぶ。

全国各地で講演も多く、「口ぐせ理論実践塾」のセミナーは絶大な人気を誇っている。

主な著書に『あなたが変わる「口ぐせ」の魔術』（かんき出版）『ぜったい幸せになれる話し方の秘密』（スリーエーネットワーク）『ちょっとした習慣であなたの人生は変わる』（フォレスト出版）『大富豪になる人のお金の使い方』（大和出版）『50歳からの勉強法』（海竜社）など多数。
■Dr. 佐藤富雄　オフィシャルサイト
http://www.hg-club.jp
■Dr. 佐藤富雄　Eメール
info@hg-club.jp

Nanaブックス
0072

脳が悦ぶと人は必ず成功する

2008年7月8日　初版第1刷発行
2008年8月5日　　　第5刷発行

著　者———佐藤富雄
発行者———福西七重
発行所———株式会社ナナ・コーポレート・コミュニケーション
〒160-0022
東京都新宿区新宿1-26-6　新宿加藤ビルディング5F
TEL　03-5312-7473
FAX　03-5312-7476
URL　http://www.nana-cc.com
※Nanaブックスは（株）ナナ・コーポレート・コミュニケーションの出版ブランドです

印刷・製本——文唱堂印刷株式会社

デザイン———村橋雅之
イラスト———花くまゆうさく
編集協力———メイク・デイズ・ファクトリー
編集———田中孝行
営業———石正裕一、古屋薫、花木東子
販売———中嶋みゆき、張月華

ISBN 978-4-901491-79-2　C0034